東 靑 龍 · 七

낭송 동의보감 내경편

낭송Q시리즈 동청룡 07
낭송 동의보감 내경편

발행일 초판5쇄 2022년 1월 14일 (辛丑年 辛丑月 丁卯日)
지은이 허준 | **풀어 읽은이** 임경아·이민정 | **펴낸곳** 북드라망 | **펴낸이** 김현경
주소 서울시 종로구 사직로8길 24 1221호 (내수동, 경희궁의아침2단지) |
전화 02-739-9918 | **이메일** bookdramang@gmail.com

ISBN 978-89-97969-45-6 04510 978-89-97969-37-1 (세트) | 이 도서의 국립중앙도
서관 출판시도서목록(CIP)은 서지정보유통지원시스템 홈페이지(http://seoji.nl.go.
kr)와 국가자료공동목록시스템(http://www.nl.go.kr/kolisnet)에서 이용하실 수 있습
니다.(CIP제어번호: CIP2014030332) | 이 책은 저작권자와 북드라망의 독점계약에
의해 출간되었으므로 무단전재와 무단복제를 금합니다. 잘못 만들어진 책은 서점에서
바꿔 드립니다.

책으로 여는 지혜의 인드라망, 북드라망 **www.bookdramang.com**

낭송
Q
시리즈

동청룡
07

낭송
동의보감 내경편

허준
지음

임경아,
이민정
풀어
읽음

고미숙
기획

티

▶낭송Q시리즈 『낭송 동의보감 내경편』 사용설명서◀

1. '낭송Q'시리즈의 '낭송Q'는 '낭송의 달인 호모 큐라스'의 약자입니다. '큐라스'(curas)는 '케어'(care)의 어원인 라틴어로 배려, 보살핌, 관리, 집필, 치유 등의 뜻이 있습니다. '호모 큐라스'는 고전평론가 고미숙이 만든 조어로, 자기배려를 하는 사람, 즉 자신의 욕망과 호흡의 불균형을 조절하는 능력을 지닌 사람을 뜻하며, 낭송의 달인이 호모 큐라스인 까닭은 고전을 낭송함으로써 내 몸과 우주가 감응하게 하는 것이야말로 최고의 양생법이자, 자기배려이기 때문입니다(낭송의 인문학적 배경에 대해 더 궁금하신 분들은 고미숙이 쓴 『낭송의 달인 호모 큐라스』를 참고해 주십시오).

2. 낭송Q시리즈는 '낭송'을 위한 책입니다. 따라서 이 책은 꼭 소리 내어 읽어 주시고, 나아가 짧은 구절이라도 암송해 보실 때 더욱 빛을 발합니다. 머리와 입이 하나가 되어 책이 없어도 내 몸 안에서 소리가 흘러나오는 것, 그것이 바로 낭송입니다. 이를 위해 낭송Q시리즈의 책들은 모두 수십 개의 짧은 장들로 이루어져 있습니다. 암송에 도전해 볼 수 있는 분량들로 나누어 각 고전의 맛을 머리로, 몸으로 느낄 수 있도록 각 책의 '풀어 읽은이'들이 고심했습니다.

3. 낭송Q시리즈 아래로는 동청룡, 남주작, 서백호, 북현무라는 작은 묶음이 있습니다. 이 이름들은 동양 별자리 28수(宿)에서 빌려 온 것으로 각각 사계절과 음양오행의 기운을 품은 고전들을 배치했습니다. 또 각 별자리의 서두에는 판소리계 소설을, 마무리에는 『동의보감』을 네 편으로 나누어 하나씩 넣었고, 그 사이에는 유교와 불교의 경전, 그리고 동아시아 최고의 명문장들을 배열했습니다. 낭송Q시리즈를 통해 우리 안의 사계를 일깨우고, 유(儒)·불(佛)·도(道) 삼교회통의 비전을 구현하고자 한 까닭입니다. 아래의 설명을 참조하셔서 먼저 낭송해 볼 고전을 골라 보시기 바랍니다.

  ▷ 동청룡: 『낭송 춘향전』, 『낭송 논어/맹자』, 『낭송 아함경』, 『낭송 열자』, 『낭송 열하일기』, 『낭송 전습록』, 『낭송 동의보감 내경편』으로 구성되어 있습니다. 동쪽은 오행상으로 목(木)의 기운에 해당하며, 목은 색으로는 푸른색, 계절상으로는 봄에 해당합니다. 하여 푸른 봄, 청춘(靑春)의 기운이 가득한 작품들을 선별했습니다. 또한 목은 새로운 시작을 의미하기도 합

니다. 청춘의 열정으로 새로운 비전을 탐구하고 싶다면 동청룡의 고전과 만나 보세요.

▷ 남주작 : 「낭송 변강쇠가/적벽가」, 「낭송 금강경 외」, 「낭송 삼국지」, 「낭송 장자」, 「낭송 주자어류」, 「낭송 홍루몽」, 「낭송 동의보감 외형편」으로 구성되어 있습니다. 남쪽은 오행상 화(火)의 기운에 속합니다. 화는 색으로는 붉은색, 계절상으로는 여름입니다. 하여, 화기의 특징은 발산력과 표현력입니다. 자신감이 부족해지거나 자꾸 움츠러들 때 남주작의 고전들을 큰소리로 낭송해 보세요.

▷ 서백호 : 「낭송 흥보전」, 「낭송 서유기」, 「낭송 선어록」, 「낭송 손자병법/오자병법」, 「낭송 이옥」, 「낭송 한비자」, 「낭송 동의보감 잡병편 (1)」로 구성되어 있습니다. 서쪽은 오행상 금(金)의 기운에 속합니다. 금은 색으로는 흰색, 계절상으로는 가을입니다. 가을은 심판의 계절. 열매를 맺기 위해 불필요한 것들을 모두 떨궈 내는 기운이 가득한 때입니다. 그러니 생활이 늘 산만하고 분주한 분들에게 제격입니다. 서백호 고전들의 울림이 냉철한 결단력을 만들어 줄 테니까요.

▷ 북현무 : 「낭송 토끼전/심청전」, 「낭송 노자」, 「낭송 대승기신론」, 「낭송 동의수세보원」, 「낭송 사기열전」, 「낭송 18세기 소품문」, 「낭송 동의보감 잡병편 (2)」로 구성되어 있습니다. 북쪽은 오행상 수(水)의 기운에 속합니다. 수는 색으로는 검은색, 계절상으로는 겨울입니다. 수는 우리 몸에서 신장의 기운과 통합니다. 신장이 튼튼하면 청력이 좋고 유머감각이 탁월합니다. 하여 수는 지혜와 상상력, 예지력과도 연결됩니다. 물처럼 '유동하는 지성'을 갖추고 싶다면 북현무의 고전들과 함께해야 합니다.

4. 낭송은 최고의 휴식입니다. 소리의 울림이 호흡을 고르게 하고, 이어 몸과 마음이 평온해집니다. 혼자보다 가족과 친구, 연인과 함께하시면 더욱 효과가 좋습니다. 또한 머리맡에 이 책을 상비해 두고 잠들기 전 한 꼭지씩만 소리 내어 읽어 보세요. 불을 끄고 자리에 누워서는 방금 읽은 부분을 낭송해 보세요. 개운한 아침을 맞을 수 있을 것입니다.

5. 이 책 「낭송 동의보감 내경편」은 풀어 읽은이가 그 편제를 새롭게 하여 가려 뽑아 엮은 발췌 편역본으로, 「원본 동의보감」(남산당, 영인본)을 저본으로 했습니다. 「동의보감」의 원목차는 이 책의 맨 뒤에 실려 있습니다.

차 례

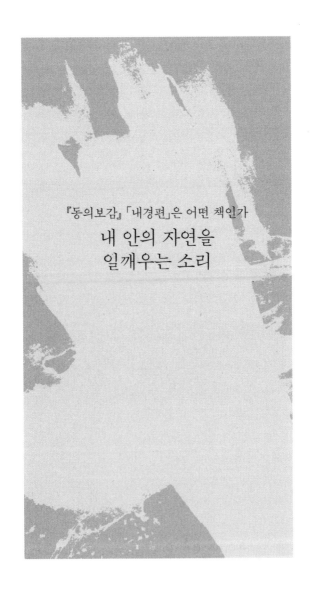

『동의보감』「내경편」은 어떤 책인가

내 안의 자연을
일깨우는 소리

1.

"지인至人: 도를 깨달은 사람은 병이 나기 전에 다스리고 의사는 병이 난 뒤에 다스린다. 병이 나기 전에 다스리는 방법에는 마음을 다스리는 것과 수양하는 것이 있고……."『동의보감』, 「내경편」, '신형'

이 문장은 지금 내가 아프다면 나의 일상에 어긋남이 없는지 되돌아보라는 충격적인 선언이자『동의보감東醫寶鑑』의 지반을 명확하게 보여 주는 부분이다. 현대를 사는 우리들은 어디가 아프면 세균이나 바이러스 감염 또는 스트레스가 원인이라고 생각한다. 때문에 이런 외부적 요소들만 없애면 건강해질 수 있다고 생각한다.

그런데 의서임에도 '병'보다는 '생명활동'에 중점을 두고 있는『동의보감』은 병이 생기지 않도록 예방하는 양생법養生法을 강조하고 있다. 양생법은 말 그대로 '잘사는 방법'인데, 태어날 때 천지로부터 받은 기운을 잘 아끼고 보양하라는 것이다. 이 방법은 그렇게 특별하지 않다. 계절의 변화에 맞게 잠자고 일어나며, 음식은 담박하고 적당히 먹는다. 몸을 너무 많이 쓰지도 않고, 너무 게으르게 늘어지지도 않게 한다. 마음은 도를 닦는 것처럼 고요하게 한다. 일상이 어지럽다면 병이 발생할 조건은 이미 만들어진 셈이다.

양생법은 물론이고, 『동의보감』은 의서로서 웬만한 병과 그에 대한 치료법을 모두 다루고 있다. 책의 구성과 편집방식 또한 뛰어나다. 전반부 세 편, 즉 「내경」편, 「외형」편, 「잡병」편은 병증을 보아 치료법을 찾아나가는 방식을 택하고 있다. 반면 후반부 두 편, 즉 「탕액」과 「침구」는 약물과 침구법을 보아 그에 들어맞는 병과 병증을 말하고 있다. 이것은 컴퓨터의 인터랙티브 방식과 유사해서, 어느 한 부분만 읽어도 링크된 부분을 찾아 지식을 확충할 수 있게 되어 있다. 또『동의보감』 25권 중 두 권을 차지하는 목차는 간단한 단어와 개념에서 시작하여 본문의 깊숙한 내용을 찾아갈 수 있는 충실한 안내자 구실을 하고 있다. 그러나 허준은 근본적으로『동의보감』을 병에 안 걸리게 하고, 이미 든 병을 잘 고치는 데 사용하기를 바랐다. 이것이 이 책을 관통하고 있는 기본 관점이다.

『동의보감』은 1596년 선조가 당시 어의였던 허준

에게 의서 편찬을 명하면서 작업이 시작되어 14년 만에 완성되었다. 처음에는 허준이 유의儒醫 정작, 태의太醫 양예수, 김응탁, 이명원, 정예남 등과 함께 작업팀을 구성하였으나 정유재란으로 팀이 해체되면서 허준이 홀로 완성시키게 된다. 1608년 선조가 승하하면서 당쟁의 소용돌이에 휘말린 허준은 유배를 가게 된다. 바로 이 이 유배기간(1년 8개월) 동안 허준은 책 쓰는 일에 전념하여 마침내 1610년, 그의 나이 72세에 『동의보감』을 완성하게 된다.

그런데 선조는 왜 의서를 편찬하게 했을까? 이정구李廷龜가 쓴 『동의보감』의 서문을 보면 그 배경에 대해 알 수 있다. "(당대에) 책이 많아질수록 의술은 더욱 어두워져 (『황제내경』의) 「영추」의 본지와 어긋나는 경우가 많다." "근래에 중국의 의서를 보면 모두 조잡한 것을 초록하고 모은 것이어서 별로 볼 만한 것이 없으니 여러 의서들을 모아 책을 편찬하는 것이 좋겠다." 선조는 당대에 마구 쏟아져 나온 명나라 의학서가 의학의 본질을 제대로 담고 있지 못할뿐더러 지엽말류 같은 내용이 뒤섞여 있다고 보았던 것이다. 그래서 그는 새로운 의서가 필요하다고 보았고 편찬할 책의 성격까지 규정해 주었다. 그것은 첫째 "사람의 질병은 모두 조리와 섭생의 잘못에서 생기는 것이니 수양을 우선으로 하고 약물치료는 다음으로 할 것", 둘째 "여러 의서들이 너무 번다하니 그 요점을 고르는 데 힘쓸 것", 셋째 "궁벽한 고을에 치료할 의사와 약이 없어 요절하는 자가 많다. 우리나라에서는 약재가 많이 나지만 사람들이 그것을 잘 알지 못하니 종류별로 나누고 우리나라에서 부르는 명칭을 병기하여 백성들이 알기 쉽게 할 것" 등 세 가지였다. 따라서 『동의보감』은 당대 혼란스러운 동아시아 의학의 정리, 양생 정신의 강조, 국산 약의 장려 등 세 가지 상황의 응축인 셈이다.

2.

『동의보감』은 몸속의 세계 「내경」內景, 몸 겉의 세계 「외형」外形, 여러가지 병들을 다룬 「잡병」雜病, 다양한 약물을 다룬 「탕액」湯液, 침과 경락을 다룬 「침구」鍼灸까지 총 다섯 편으로 나뉜다. 이 책에서는 『동의보감』의 첫번째 편인 「내경」만을 소개할 예정이다.

우리는 「내경」의 전체 목차를 6개로 나누어 재배

치했다.

1부 '신형身形, 내 안의 자연'에서는 인간과 우주가 어떻게 연결되는지, 생명은 어떻게 탄생하고 살아가는지를 소개한다. "머리가 둥근 것은 하늘을 닮았고 발이 네모난 것은 땅을 닮았다. 하늘에 사계절이 있듯이 사람에게는 팔다리가 있고, 하늘에 오행에 있듯이 사람에게는 오장이 있다"는 부분에서는 천지자연과 인간이 서로 상응하고 있다는 것을 보여 주고 있다. 사람의 몸 자체가 우주의 질료들이 잠시 합해진 것이니 당연히 내 몸은 이미 소우주인 것이다. 우주가 타오르는 큰 불꽃이라면 우리는 그 불꽃에서 떨어져 나온 작은 불씨들인 셈이다. 우주의 기운과 내가 모르는 사이에 '이미' 통하고 있었다니! 이것만으로도 누군가가 토닥토닥 위로해 주는 듯한 묘한 안도감이 든다. 세상과 고립된 것 같은 기분이 들 때, 1부를 소리내서 읽어 보자.

2부에서는 생명의 기본 요소 '정精·기氣·신神'을 다뤘다. 정·기·신은 모두 음식의 정미로운 기운에서 얻어지는데 돈, 권력, 명예, 정욕 등 욕망으로 인하여 감정을 지나치게 소모하면 상하게 된다. 이것은 때에 맞게 살고, 음식과 성욕을 절제하고, 마음을 비우라는 삶의 윤리인 3부의 양생법으로 연결된다.

4부에서는 우리 몸을 구성하는 수분들인 피[血]나 침, 땀과 같은 몸속의 진액, 병이 되는 불필요한 진액인 담음을 소개했다.

5부에서는 오장육부를 소개한다. 오장은 간·심장·비·폐·신장이고, 육부는 담·소장·위·대장·방광·삼초이다. 재미있는 것은 오장의 모양이나 상태는 얼굴과 몸으로 드러난다는 점이다. 『동의보감』에서 오장육부에 관한 부분을 읽다 보면 자신의 외모에 납득(!)하게 될 것이다.^^ 오장육부의 위치가 높은 사람은 남 위에 서기를 좋아하고, 오장육부의 위치가 낮은 사람은 기꺼이 남 밑에서 일하기를 좋아한다고 하니, 오장육부를 통해 나의 개성을 탐구해 가는 재미도 있다.

몸속은 무수히 많은 존재들이 와글거리는 마을 같다. 6부에서는 "내 것인듯, 내 것 아닌, 내 것 같은" 타자들을 묶었다. 꿈은 우리가 자는 동안 오장육부가 던지는 암호문이다. 그 비밀을 풀고 싶을 때 『동의보감』이 좋은 단서가 될 것이다. 몸 안에 있지만 늘 몸 밖으로 나가야 할 운명을 타고난 소변과 대변, 우리 몸에 사는 낯선 타자 '충'蟲도 있다. 마음을 타락하게 만드는 것을 좋아하는 벌레가 있는데, 그 이름은 삼시충三戶蟲이다. 공부를 할 때 내가 부족한 탓이라고 자책하고 열등감을 느낄 때가 있다. 그런데 공부하기 싫도록 만드는 존재인 삼시충이 '이미' 내 몸에 있었던 것이다. 자괴감에 시달리거나 남 탓을 하고 싶을 때 6부를 큰 소리로 읽다 보면 속이 후련해질 것이다.

3.

『동의보감』을 3년 넘게 공부하고 있지만 읽을 때마다 새롭다. 처음에는 일단 외웠다. 우리가 공부하는 공동체, 감이당에서는 일주일에 한 번씩 쪽지시험을 쳤기 때문이다. 3개월에 한 번씩은 학인들이 함께 모여 암송을 했다. 역시 힘들었다. 자나깨나 암기로부터 벗어나고 싶은 마음뿐이었다. 그런데 어느 날 세수를 하다가 갑자기 그동안 소리 내어 읽었던 낯선 의학용어들이 튀어나오기 시작했다. 수업을 듣다가도 '아, 그거!' 하며 떠올랐다. 신기한 경험이었다. 정말 무식해 보이는 이 공부법에 놀라운 비밀이 숨어 있다는 걸 나중에야 알게 되었다.

　12세기에 살았던 수도사 위그Hugues de Saint-Victor는 제자들에게 "지혜는 보물이요, 그것을 보관해 두어야 할 곳은 너의 가슴이다"라고 하였다. 제자들로 하여금 마음속에 대궐을 짓고 방마다 기억하고 싶은 구절을 보관하게 했다. 여러 개의 구절을 동시에 떠올리고 싶으면 같은 방에 두었다. 학생들은 이 대궐 안에서 이 방에서 저 방으로 빠르게 달려갈 수 있는 기술을 몸으로 익혔다. 그동안 우리 역시 자신만의 대궐을 짓고 있었던 것이다.

　소리를 내며 익혔던 것들은 더 쉽게 기억할 수 있다. 왜 그럴까? 『동의보감』에 따르면 목소리의 뿌리는 신장이다. 신장은 뼈를 주관하는데, 우리가 소리를 낼 때 뼛속으로부터 목소리가 울려나온다. 우리가 소리를 들을 때에도 뼛속까지 울리게 된다. 한 개의 방을 만드는 것은 결코 쉽지 않지만, 일단 방이 만들어지면 잘 잊어버리지 않는다. 『동의보감』에는 삶의 지침으로 삼으면 좋을 구절들이 참 많다. 소리를 내서 읽고, 여러 번 읽다 보면 자연스럽게 우리 몸에 스며들 것이다.

*　*　*

『동의보감』을 낭송 버전으로 작업하는 동안 그 매력에 푹 빠졌다. 이것이 우리가 받은 큰 선물이었다. 고미숙 선생님과 길진숙 선생님께 깊은 감사를 드린다. 두 분이 계셨기에 이 작업을 시작하고, 마무리 지을 수 있었다. 정리한 내용들을 읽고, 다듬는 과정을 함께 한 감이당과 남산강학원 도반들에게도 감사 드린다. 3년 넘게 함께 공부를 하고 있는 포스트 감이당 대중지성 멤버들과 도담 선생님께도 고맙다는 인사를 전한다. 모든 인연에 감사하고, 또 감사하다.

2014년 8월

감이당 공부방에서

임경아, 이민정

낭송Q시리즈 동청룡
낭송 동의보감 내경편

1부
신형(身形), 내 안의 자연

1-1.
사람의 몸은 우주다

『건착도』乾鑿度에서는 다음과 같이 말한다. "하늘에서는 형체가 건乾에서 시작하는데 태역太易, 태초太初, 태시太始, 태소太素가 그것이다. 태역은 기운이 아직 드러나지 않은 것이고, 태초는 기운이 시작되는 것이다. 태시는 형체의 시작이며 태소는 성질의 시작이다. 형체와 기운이 갖추어진 뒤에는 아疴가 되는데 '아'라는 것은 피로한 것[瘵]이고 피로한 것은 병이다. 사람의 생명은 태역에서 시작되고 병은 태소에서 시작된다."

손진인孫眞人이 말했다. "천지만물 가운데 사람이 가장 귀하다. 머리가 둥근 것은 하늘을 닮았고 발이 네모난 것은 땅을 닮았다. 하늘에 사계절이 있듯이 사람에게는 사지가 있고, 하늘에 오행이 있듯이 사람에게는 오장이 있다. 하늘에 육극六極: 동서남북과 상하이 있듯이 사람에게는 육부가 있고, 하늘에 여덟 방위에서 불어오는 바람이 있듯이 사람에게는 여덟 관절이 있다. 하늘에 아홉 개의 별이 있듯이 사람에게는 아홉 구멍이 있고, 하늘에 12시가 있듯이 사람에게는 12 경맥이 있다. 하늘에 24절기가 있듯이 사람에게는 24 개의 혈자리가 있고, 하늘에 365도가 있듯이 사람에게는 365개의 마디가 있다. 하늘에 해와 달이 있듯이 사람에게는 두 눈이 있고, 하늘에 밤과 낮이 있듯이 사람도 잘 때와 깨어 있을 때가 있다. 하늘에 천둥과 번개가 있듯이 사람에게 기쁨과 분노가 있고, 하늘에 비와 이슬이 있듯이 사람에게는 눈물과 콧물이 있다. 하늘에 음양이 있듯이 사람에게는 한기와 열기가 있고, 땅에 샘물이 있듯이 사람에게는 혈맥이 있다. 땅에서 풀과 나무가 자라나듯 사람에게는 모발이 생겨나고, 땅속에 쇠붙이와 돌이 묻혀 있듯이 사람에게는 치아가 있다."

1-2.
자연의 기운을 잠시 빌려 태어난다

석가가 말했다. "사람은 지地, 수水, 화火, 풍風이 화합하여 만들어진다. 뼈와 근육은 모두 지에 속하고 정혈과 진액津液: 몸 안에서 생겨나는 모든 액체은 모두 수에 속하며, 호흡과 따뜻함은 모두 화에 속하고 정신의 활동은 모두 풍에 속한다. 그러므로 풍이 멎으면 기氣가 끊어지고 화가 꺼지면 몸이 차가워지며 수가 마르면 혈血이 없어지고 토土가 흩어지면 몸이 갈라진다."

『참동계』參同契 주석에서 "사람의 기혈氣血은 위아래로 왕래하면서 밤낮으로 쉬지 않고 돌아간다. 마치 강물이 바다에 닿을 때까지 끊임없이 동쪽으로 흘러도 고갈되지 않는 것과 같다. 고갈되지 않는 이유는 산과 강의 구멍이 모두 서로 통하고 있기 때문이다.

물은 땅속에서 순환하여 흐른다. 해와 달의 운행도 마찬가지다"라고 하였다.

『선경』仙經에서 "몸의 뒷면에는 세 개의 관[三關]이 있다. 뒷머리를 옥침관[玉枕關]이라고 하고 척추 양 옆을 녹로관[轆轤關]이라 하고 수화가 만나는 곳을 미려관[尾閭關]이라 한다. 세 개의 관은 모두 정기가 오르내리고 드나드는 도로이다. 만약 북두칠성의 자루가 돌듯이 세 관이 잘 돌아간다면, 정기가 위아래로 순환하는 것은 은하수가 북두칠성을 따라서 도는 것과 같을 것이다"고 하였다.

1-3.
몸은 나이에 따라 변한다

「영추」靈樞: 『황제내경』의 영추편에 다음과 같이 나온다. "사람은 나이에 따라 기가 성盛하고 쇠衰한다. 열 살에는 오장이 자리 잡기 시작하고 혈기가 비로소 통하게 된다. 이때는 타고난 기운이 아래에 있기 때문에 달리기를 좋아한다. 스무 살에는 비로소 혈기가 성해지고 근육이 한창 자라기 때문에 빨리 걷기를 좋아한다. 서른 살에는 오장이 크게 안정되고 근육이 충실해지며 경맥이 충만해지므로 걷기를 좋아한다. 마흔 살에는 오장육부와 십이경맥이 모두 성하여 고르게 되고 살갗이 거칠어지기 시작하며 윤기가 사라지고 머리카락이 희끗희끗해진다. 이때는 기혈이 고루 성하여 요동하지 않기 때문에 앉기를 좋아한다. 쉰 살에는 간의 기운이 쇠하기 시작하며 담즙이 줄어들기 때문에 눈이 어두워진다. 예순 살에는 심장의 기운이 쇠하기 시작하여 자주 슬퍼하고 혈기가 늘어지므로 눕기를 좋아한다. 일흔 살에는 비장의 기운이 쇠하기 때문에 피부가 마른다. 여든 살에는 폐의 기운이 쇠하여 백魄이 떠나므로 말할 때 실수를 자주 한다. 아흔 살에는 신장의 기운이 말라붙어 간·심장·비장·폐와 경맥이 텅 빈다. 백 살에는 오장까지 모두 비어 신기神氣가 떠나가고 뼈만 남아 죽게 된다."

「소문」素問:『황제내경』의 소문편에 다음과 같이 나온다. "황제가 물었다. '사람이 늙어서 자식을 낳지 못하는 것은 정력이 다 없어져서 그러한가? 아니면 하늘의 이치가 그러한가?' 기백이 대답했다. '여자는 7세에 신기腎氣: 부모에게 받은 선천적인 기로서 생명활동의 원동력가 성해지므로 치아를 갈고 머리카락이 자랍니다. 14세에는 천계天癸: 선천적인 생식능력가 꽉 차 임맥任脈: 임신을 관장하는 경맥이 통하며 태충맥太衝脈: 월경을 관장하는 경맥이 충실해져서 월경이 때맞추어 나오므로 자식을 가질 수 있습니다. 21세에는 신기가 고르게 되므로 사랑니가 나고 성장이 극에 이릅니다. 28세에는 근골이 튼튼해지고 머리카락이 다 자라며 몸이 장성하지요. 35세에는 위와 연결된 경맥이 쇠약해져 얼굴에 윤기가 없고 머리카락이 빠지기 시작합니다. 42세에는 방광·위·담과 연결된 경맥이 상부에서부터 쇠약해져 얼굴에 윤기가 없어지고 머리카락이 희어지기 시작합니다. 49세에는 임맥이 허해지고 태충맥도 쇠약해져 천계가 마르고 월경이 끊어지니 형形이 무너져 자식을 가질 수 없습니다. 남자는 8세에 신장의 기운이 성해지므로 치아를 갈고 머리카락이 자랍니다. 16세에는 천계가 꽉 차서 정기精氣가 넘쳐흐르므로 자식을 가질 수 있습니다. 24세에는 신장의 기운이 고르게 되고 사랑니가 나고 다 자랍니다. 32세에는 근골이 튼튼해지고 몸이 장성해지지요. 40세에는 신장의 기운이 쇠약해져 머리카락이 빠지고 치아가 마릅니다. 48세에는 기운이 상부에서부터 쇠약해져 얼굴이 초췌해지고 머리카락이 희끗희끗해집니다. 56세에는 간의 기운이 쇠약해져 근육을 움직일 수 없고 천계가 다 말라 정기가 줄어듭니다. 64세에는 치아와 머리카락이 빠지게 됩니다. 신장은 몸속에 있는 물을 주관하고, 오장육부의 정기를 받아 저장하니 오장의 기운이 왕성해야 정을 신장으로 보낼 수 있습니다. 그런데 이 나이부터는 오장이 모두 쇠약해지고 천계가 끊어지기 때문에 머리카락이 희어지고 몸이 무거우며 걸음걸이가 바르지 못하고 자식을 가질 수 없게 되는 것입니다.”

1-4.
형체는 기에 의존한다

구선이 말했다. "정精은 몸의 바탕이며, 기氣는 신神의 주인이고, 형체는 신이 머무는 집이다. 따라서 신을 지나치게 쓰면 신이 다하고, 정을 지나치게 쓰면 정이 다하며, 기를 지나치게 쓰면 기가 끊어진다. 사람이 살아가는 것은 신이 있기 때문이고 형체는 기에 의지한다. 기가 쇠약해지면 형체가 소모되니 이 같은 경우에는 오래 살 수 없다.

유有는 무無로 인하여 생긴다. 형체는 신이 있어야 세워진다. 유는 무의 집이고, 형체는 신의 집이다. 집을 안전하게 지키지 못하면 삶이 편안하지 않은 것처럼 몸을 수양하지 않으면 정신이 안정되지 않는다. 이것은 초가 다 타 버리면 불을 계속 켜지 못하는 것과 같고 제방이 무너지면 물을 가둘 수 없는 것과 같다.

신은 기를 먹고 몸은 음식을 먹는다. 기를 먹은 자는 누구나 죽지 않고 하늘을 날지만, 곡식을 먹은 자는 누구나 죽어서 땅으로 돌아간다. 혼魂은 양기이고 백魄은 음기이다. 때문에 사람이 죽으면 혼은 하늘로 날아가고 백은 황천으로 떨어지는데 물과 불이 나뉘어져 각각의 본원으로 돌아가는 것이다. 살아서는 함께 있다가 죽어서는 서로 떨어져 혼은 하늘로 날아가고 백은 땅속으로 가라앉으니 자연스러운 것이다. 마치 한 그루 나무를 태우면 연기는 위로 올라가고 재는 아래로 가라앉는 것과 같다. 이것은 자연의 이치이다.

대체로 신명神明이 태어나고 변화하는 근본이 되고, 정기精氣는 만물의 본체이다. 그 형체를 온전하게 보전하고, 그 정기를 기르면 오래 살 수 있다."

1-5.
형체와 기운으로 수명을 알 수 있다

「영추」에 다음과 같이 나온다. "형체와 기운이 잘 맞으면 오래 살고 그렇지 않으면 일찍 죽는다. 피부와 근육이 튼튼하면 오래 살고 그렇지 않으면 일찍 죽는다. 혈기血氣와 경락經絡이 형체를 감당하면 오래 살고 그렇지 않으면 일찍 죽는다. 형체가 충실하고 피부가 부드러우면 오래 살고 형체는 충실한데 피부가 거친 사람은 일찍 죽는다. 형체가 충실하면서 맥이 크고 강하면 기운이 힘찬 것이니 오래 살 수 있다. 형체가 충실하지만 맥이 작고 약하면 기운이 쇠약한 것이니 오래 살기 어렵다. 형체는 충실한데 광대뼈가 튀어나오지 않으면 골격이 작고, 골격이 작으면 일찍 죽는다. 형체가 충실하고 근육이 단단하면 오래 산다. 형체는 충실해도 근육이 연약하면 일찍 죽는다."

우단虞搏: 명대의 의원은 "성격이 급하면 맥도 빠르고, 성격이 느긋하면 맥도 느리다. 대개 맥이 느린 사람은 오래 살고, 맥이 급하고 빨리 뛰는 사람은 오래 살지 못한다"고 하였다.

주단계周丹溪가 말했다. "사람의 형체는 키가 큰 것이 작은 것만 못하고 살찐 것이 마른 것보다 못하다. 살빛은 흰 것이 검은 것만 못하고 피부는 엷은 것이 두꺼운 것만 못하다. 또한 마른 사람은 몸이 건조하고 살찐 사람은 습기가 많다. 피부가 검은 사람은 신장의 기운이 넉넉하고 피부가 흰 사람은 폐의 기운이 부족하다. 사람마다 형체와 살빛이 다르면 오장육부의 모양과 기운 역시 다르다. 때문에 겉으로 드러난 병의 증상이 같더라도 치료법은 다르게 해야 한다."

1-6.
어떤 사람이 오래 사는가

「소문」에 다음과 같이 나온다. "황제가 물었다. '내가 듣기에 상고시대 사람들은 백 살까지 살아도 동작이 쇠약하지 않았다고 한다. 그런데 지금 사람들은 쉰 살만 넘어도 동작이 쇠약하니, 이는 시대가 달라서인가? 아니면 사람들이 도를 잃어버려서인가?'

이에 기백이 대답했다. '상고시대 사람들은 양생의 도를 알았기 때문에 천지음양의 자연변화에 따르고, 양생하는 각종 방법을 적당히 이용했습니다. 음식을 절제하고 일상생활도 규칙적으로 하였고, 몸을 지나치게 괴롭히지 않았기 때문에 몸과 정신이 다 건강해 타고난 수명을 누려 백 살 넘게 살 수 있었습니다. 그러나 지금 사람들은 그렇지 못합니다. 술을 지나치게 마시고, 분별없는 행동을 일삼고, 취한 상태에서 성행위를 하며, 욕정으로 기운을 고갈시킵니다. 정신을 가다듬을 줄 모르고 일시적 쾌락에만 힘쓰므로 생활에 절도가 없지요. 이로 인해 쉰 살만 되어도 쇠약해지는 것입니다'."

우단이 말했다. "사람이 오래 살고 일찍 죽는 것은 하늘의 명에 달린 것이다. 하늘의 명이란 천지와 부모로부터 받은 타고난 기운을 말한다. 아버지는 하늘이 되고 어머니는 땅이 된다. 아버지로부터 받은 정精과 어머니로부터 받은 혈血의 성쇠가 다르므로 수명에 차이가 있는 것이다. 사람이 처음 태어날 때 부모로부터 받은 기운이 많으면 오래 살 수 있다. 만약 부모 중 한 사람의 기운만 많이 받는다면 보통 정도의 수명을 갖는다. 부모에게 받은 기운이 다 적다면 몸을 잘 보양해야 겨우 주어진 수명을 누릴 수 있다. 그렇지 않으면 대개 일찍 죽는다." 비록 그렇다고는 하나 외부로부터 풍한서습의 침입을 받거나 배고픔과 포식, 지나친 노동으로 내상內傷이 생기면 어찌 각자가 타고난 원기를 다할 수 있겠는가? 그러므로 상고시대의 성인들은 온갖 풀을 맛보고 약을 지어 사람들이 각기 타고난 수명을 다하게 도와주었던 것이다. 『전』傳에서 "몸을 수양하며 천명을 기다릴 뿐이다'라

하였으니 사람으로서 할 도리를 다하여 하늘의 뜻에 호응하면 흉한 것도 길한 것으로 만들 수 있고, 죽을 것도 살릴 수 있으므로 사람의 생명이 정해진 대로만 따라가는 것은 아니다. 이러한 이유로 의사가 천지간의 이치를 잘 알고 변화에 잘 대처한다면 일찍 죽을 사람을 오래 살게 하고, 오래 사는 사람은 신선에 이르게 할 수 있으니, 어찌 의술의 도를 없앨 수 있겠는가"라고 하였다.

1-7.
사람의 몸은 한 나라와 같다

『포박자』抱朴子에 다음과 같이 나온다. "한 사람의 몸은 곧 한 나라의 형상이다. 가슴과 배는 궁과 같고 팔다리는 교외[郊境]와 같고 뼈마디가 나뉜 것은 여러 부서와 같다. 신神은 임금과 같고, 혈은 신하와 같고, 기는 백성과 같으니 몸을 다스릴 줄 알면 나라도 다스릴 수 있다. 백성을 아끼는 것이 나라를 편안하게 하는 도리인 것처럼 몸의 기운을 아끼는 것은 몸을 보존하는 길이다. 백성이 흩어지면 나라가 망하는 것처럼 기운이 고갈되면 몸이 죽는다. 죽은 사람은 다시 살아나지 못하고, 망한 나라는 사직을 보전할 수 없다. 그러므로 지인至人은 아직 생기지 않은 어려움을 미리 막고, 병이 생기기 전에 다스린다. 사람의 몸은 수양하기 어렵고 위태롭게 되기는 쉬우며, 기운은 맑아지기 어렵고 탁해지기는 쉽다. 군주가 자신의 덕을 돌이켜보는 것이 사직을 보존하는 도리이듯 사람도 지나친 욕심을 버리는 것은 혈기를 굳건히 하는 방법이다. 이렇게 한 연후에 본래 타고난 기운이 한결같이 보존되고 정·기·신 세 가지가 지켜지게 되므로 온갖 병이 물러나고 수명이 연장된다."

「소문」에 다음과 같이 나온다. "오장육부는 곧 몸을 다스리는 기관의 형상이다. 심장은 군주의 기관으로 신명이 나온다. 폐는 재상의 기관으로 온몸의 진액과 기운을 조절한다. 간은 장군의 기관으로 모려謀慮: 어떤 일을 꾀하는 깊은 계략가 나온다. 담은 인재를 판단하는 기관으로 결단이 나온다. 단중膻中은 군주의 명령과 의사를 전달하는 기관으로 기쁨과 즐거움이 나온다. 비위는 창고의 기관으로 다섯 가지 맛이 나온다. 대장은 전송해 주는 기관으로 변화가 나온다. 소장은 받아 담는 기관으로 음식물을 소화시키는 일을 한다. 신장은 강력한 힘을 내는 기관으로 몸을 튼튼하게 하는 정교한 역할을 수행한다. 삼초는 물을 관리하는 기관으로 수액을 소통시키는 일을 한다. 방광은 물이 모이는 기관으로 진액을 저장하였다가 기화작용으로 내보낸다. 이 기관들의 기운이 서로 잘 맞아야 오래 살 수 있다.

심장이 군주로서 제 역할을 잘하면 다른 기관이 편안하다. 그러니 밝은 마음으로 양생하면 장수하고 죽을 때까지 위태롭지 않을 것이다. 나라도 이런 식으로 다스리면 크게 번영할 것이다. 심장이 제 기능을 못하면 다른 기관이 위태롭다. 경맥이 막혀 기운이 통하지 않게 되며 형체가 상한다. 그러니 밝지 않은 마음으로 양생하면 몸에 병이 생기고, 나라도 이런 식으로 다스리면 종묘사직이 위태롭게 되므로 경계하고 또 경계해야 한다."

낭송Q시리즈 동청룡
낭송 동의보감 내경편

2부
정(精)·기(氣)·신(神):
몸의 근본, 생명의 원동력

2-1.
정은 몸의 근본이다

상천옹象川翁이 말했다. "정精은 기氣를 낳고 기는 신神을 낳는다. 정이 가득 차면 기가 왕성하고, 기가 왕성하면 신이 충실하고, 신이 충실하면 몸이 건강하다. 몸이 건강하면 안으로는 오상이 충만해지고 겉으로는 피부가 윤택해지고 얼굴에서 빛이 나면서 눈과 귀가 밝아진다. 그러니 양생하는 사람은 가장 먼저 정을 아껴야 한다."

이렇듯 사람에게 정은 가장 귀한 것인데 그 양이 매우 적다. 온몸의 정을 다 합하여야 모두 한 되 여섯 홉*이 된다. 이것은 16세의 남자가 아직 정을 내보내기 전

---

* 한 되는 약 1.8리터 정도이며, 한 되는 열 홉과 같다.

의 수량으로 무게는 한 근이다. 정이 쌓여서 가득 차게 되면 세 되까지 되나 손상시키거나 잃으면 한 되가 채 안 된다. 정과 기는 서로를 길러주는데 기가 모이면 정이 되고, 정이 가득 차면 기가 왕성해진다. 매일 먹는 음식의 영양분이 정이 되기 때문에 곡식을 뜻하는 쌀 '미'*와 생명의 왕성함을 뜻하는 푸를 '청'靑을 합쳐서 '정'精 자를 만든 것이다. 열여섯 살이 되면 정을 배출하게 된다. 보통 한 번 성생활을 하면 반 홉가량 잃는데, 잃기만 하고 채워주지 않으면 곧 정이 고갈되고 몸이 피곤해진다. 그러므로 성욕을 절제하지 않으면 정이 소모되고, 정이 소모되면 기가 쇠하며, 기가 쇠하면 병이 생기고, 병이 생기면 몸이 위태로워진다. 그러므로 어찌 정이라는 것을 우리 몸의 가장 귀한 보배라고 하지 않을 수 있겠는가._『양성』

향기가 진한 음식은 정을 생기게 할 수 없고 담담한 음식만이 정을 보할 수 있다. 이 세상의 음식 중에 오직 오곡만이 담담한 맛을 가졌기 때문에 정을 보양할 수 있다. 죽이나 밥을 끓이면 진한 즙이 가운데로 흘러 모이는데, 이는 쌀의 정액이 모이는 것이다. 이것이 정을 가장 잘 생겨나게 한다._『진전』(眞詮)

2-2.
욕망을 절제해 정을 지킨다

「영추」에 "두 사람의 신神이 서로 합쳐서 형形을 만든다. 항상 몸이 생기기 전에 먼저 생기는 것이 있으니, 이를 정精이라고 한다"고 하였다. 정은 몸의 근본이다. 또, "오곡의 진액이 서로 섞여 기름덩어리처럼 되는데, 이것이 뼛속에 스며들어 골수骨髓와 뇌를 채우고 아래로 내려가 음부로 흐르게 된다. 음양이 조화롭지 못하면 정액이 넘쳐나서 아래의 음부로 넘쳐흐르게 된다. 지나치게 빠져나가면 허해지고, 허해지면 허리와 등이 아프며 정강이가 시큰거린다"고 하였다. 또, "골수는 뼈를 채우는 것이고 뇌는 골수가 모이는 곳으로 수해髓海가 된다. 수해가 부족하면 머리가 빙빙 돌고 귀에서 소리가 나며 정강이가 시큰거리고 눈이 어지럽고 캄캄해진다"고 하였다.

『내경』內經:『황제내경』에 "신장은 수水를 주관하고, 오장 육부의 정을 받아서 저장한다"고 하였다. 주석에 "신장은 정을 모아 관장하는 곳인데 신장 하나만 정을 가지고 있는 것은 아니다"라고 하였다.

오장이 각기 정을 저장하지만 결코 그곳에만 머물러 있는 것은 아니다. 남녀가 성행위를 하기 전에는 정이 혈 속에 담겨 있어 어떤 형태도 띠지 않는다. 성행위를 하게 되면 욕망이 몹시 동하여 온몸을 흐르는 피가 명문命門에서 정으로 변화하여 새어 나간다. 그렇기 때문에 사람에게서 배출된 정을 그릇에 담아 약간의 소금과 술로 버무려서 하룻밤 밖에 두면 다시 혈이 된다._『진전』

『내경』에서 "음양에서 중요한 것은 양기陽氣를 잘 간직하고 군건히 하는 것이다. 양기가 강하기만 하고 잘 간직되지 못하면 음기陰氣가 결국 끊어진다. 음기가 고르고 양기가 잘 간직되어야 정신이 다스려진다. 음기와 양기가 서로 떨어지면 정기도 끊어진다"고 하였다. 주석에서는 "음양이 교류할 때 중요한 것은 바로 양기를 군건히 간직해서 함부로 내보내지 않는 것이다. 양기를 군건히 간직하고 함부로 내보내지 않으면 생기가 튼튼해져서 오래 살 수 있으니, 이것이 성인의 도이다. 양기가 지나치게 성해져 잘 간직하지 못하면 음기가 빠져나가 정기가 끊어지고, 음기가 고르고 양기가 잘 간직되면 정신은 날로 좋아진다"고 하였다.

『내경』에서는 예순네 살이 되면 정精과 수髓가 줄어 없어진다고 하였으니 반드시 성욕을 절제해야 한다. 『천금방』千金方의「소녀론」에는 "사람이 예순 살이 되면 정을 간직하고 내보내지 말아야 한다"고 하였으니, 이것은 성욕을 끊어야 한다는 것이다. 절제하여야 하는데 절제할 줄 모르고 끊어야 하는데 끊지 못하면 생명을 잃게 되니, 이것은 스스로 화를 불러들이는 격이다. _『침구자생경』(鍼灸資生經, 이하 '자생')

사람이 마흔 살이 되기 전에 마음 내키는 대로 제멋대로 지내면 마흔 살이 지나서 갑자기 기력이 쇠약해지는 것을 느끼게 된다. 일단 기력이 쇠한 다음에는 여러 가지 병이 벌떼처럼 일어나 오래도록 낫지 않으며 결국은 목숨을 구하지 못한다. 만약 나이 예순 살이 넘어 수십 일 동안 성교하지 않아도 마음이 평온하다면 정을 굳게 지킬 수 있다. 또한 성욕이 갑자기 왕성하게 일어나는 것을 느껴도 반드시 삼가고 억제해야지, 마음대로 욕망을 따르면 제 몸을 스스로 죽이는 것이다. 한 번 참으면 욕망의 불길이 한 번 꺼지게 되고 기름을 한 번 아낀 셈이 된다. 만약 참지 못하고 욕망에 몸을 맡겨 정을 내보내면 등잔의 불이 꺼지려고 하는데 기름을 없애는 셈이 되니 스스로 막아야 하지 않겠는가? _『양생서』

2-3.
정이 고갈되어 병이 생긴다

『선서』仙書에서 "음양의 도에서는 정액을 보배로 여긴다. 조심조심 잘 지키면 나이를 천천히 먹는다"고 하였다. 『경송』經頌에서 "도를 닦는 데는 정을 지극한 보배로 여긴다. 보배를 지킬 때는 은밀히 간직하여야 한다. 이것을 남에게 주면 사람을 낳고 자기가 간직하면 스스로를 지킨다. 자식을 만드는 데 써도 좋지 않은데 어찌 헛되이 버릴 수 있겠는가? 버려지는 것이 많다는 것을 깨닫지 못하면 쉬이 늙어 수명이 줄어들 것이다. 사람에게 있어 귀중한 것은 목숨이고, 아껴야 할 것은 몸이며, 가장 보배롭게 여겨야 할 것은 정이다. 성욕을 절제하지 않으면 정이 고갈되어 기가 쇠약해지기 때문에 병이 생긴다. 간의 정이 부족하면 어지럽고 눈의 광채가 없다. 폐의 정이 부족하면 살이 마른다. 신장의 정이 부족하면 기운이 줄어든다. 비의 정이 부족하면 잇몸이 들뜨고 머리털이 빠진다. 만약 사람이 태어날 때 가지고 나온 정을 다 써 버리면 질병이 생기고 곧 죽음에 이른다"고 하였다.

2-4.
기는 몸의 겉을 지킨다

이동원李東垣은 "기는 신의 조상이고, 정은 기의 자식
이므로 기는 정과 신의 뿌리가 된다"고 하였다.

『정리』正理에는 다음과 같이 나온다. "매일 먹는 음식
의 정미로운 영양분이 기를 채워 준다. 이렇게 기는
곡식에서 나오기 때문에 운기 '기'气와 쌀 '미'米를 합
쳐서 '기'氣자를 만들었다. 사람의 몸에는 음양의 조
화로운 기가 온전히 갖추어져 있으므로 그것을 신중
하게 써야 한다. 스무 살이 되면 기가 굳세어지는데
욕심을 줄이고 피로하지 않으면 기가 충실해지고, 욕
심을 부리거나 피로하면 기가 적어진다. 기가 적어지
면 몸이 약해지고, 몸이 약해지면 병이 생기며, 병이
생기면 생명이 위태로워진다."

「영추」에는 다음과 같이 나온다. "사람은 곡식에서 기를 받는데 곡식이 소화된 기가 폐에 전해지고 폐가 오장육부에 그 기를 뿌린다. 그중에서 맑은 것은 영기營氣가 되고 탁한 것은 위기衛氣가 된다. 영기는 경맥 안을 흐르고 위기는 경맥 바깥을 흐른다. 영기와 위기는 쉬지 않고 50번을 돌아 다시 만난다. 이렇게 음양은 서로 관통하여 끊임없이 순환한다."

『내경』에서 "위기衛氣는 경맥 바깥을 흐르는데 가볍고 빠르며 매끄럽다. 피부와 근육 사이를 돌고 가슴과 배로 흩어진다. 위기는 하루 종일 몸의 겉을 주관하는 양기이다. 양기는 아침에 생겨나서 낮에 왕성하고 저녁에는 쇠약해져 땀구멍이 닫힌다. 그러므로 저녁은 거둬들이는 때이므로 근골을 움직이지 말고 안개와 이슬을 맞지 말아야 한다. 이러한 삼시三時: 아침, 정오, 저녁에 거슬러 살면 몸이 피곤하고 약해진다"고 하였다. 또한 양기는 하늘의 태양과 같아서 양기가 제자리를 잃으면 수명이 줄어들고 생명이 밝게 드러나지 않는다. 하늘의 운행이 마땅하게 이루어지는 것은 태양이 밝게 빛나기 때문이다. 이처럼 양기도 태양을 따라서 위로 올라가 몸의 겉을 지킨다"고 하였다. 주석에서는 "양기는 움직임을 주관한다. 사람이 지각하고 움직이는 것과 보고 듣고 말하고 냄새 맡는 것은 모두 양기가 피부를 따뜻하게 하고 몸을 충실케 하며 털을 윤택하게 하기 때문이다. 이는 마치 안개와 이슬이 만물을 두루 적셔 주는 것과 같다. 만약 양기가 제자리를 잃고 여기저기 흩어져 잘 흐르지 못하면 따뜻하게 하고 충실하게 하며 윤택하게 하는 길이 막히게 된다. 이 때문에 안으로는 구규九竅: 사람의 몸에 있는 아홉 개의 구멍가 막히고 밖으로는 기육肌肉이 막혀서 지각하고 움직이고 보고 듣고 말하고 냄새 맡는 능력을 모두 잃게 된다. 사람의 양기는 하늘의 태양과 같다. 사람이 양기를 잃으면 오래 살 수 없으니 하늘에 태양이 뜨지 않으면 만물이 생겨나지 않는 것과 같다"고 하였다.

2-5.
기는 호흡의 뿌리이다

『양성』에서 "사람의 몸은 텅 비어 있고 그 안에서 기만 움직일 뿐이다. 호흡을 다스릴 수 있으면 온갖 병이 생기지 않는다"고 하였다.

『참동계』에서 "음양은 정해진 효위爻位: 주역의 괘를 이루는 여섯 효의 위치가 있지 않고 육허六虛를 두루 흘러 다닌다. 육허란 괘의 6획을 말한다. 이것은 숨을 내쉬고 들이쉴 때 기가 상하로 오르내리는 것을 비유한 것이다. 이것을 오래하면 신神이 모이고 호흡이 안정되어 변화가 생긴다. 숨을 내쉬어 기를 내보내는 것은 양이 열리는 것이다. 숨을 들이마셔 기를 들여보내는 것은 음이 닫히는 것이다. 우리 몸의 음양은 천지의 음양과 비슷하다. 만약 호흡을 위아래로 조절하여 쉼 없이 흐르게 할 수 있다면 열리고 닫히고 오고 가는 신묘함이 모두 나의 몸속에 있는 것이다"라고 하였고, 원화자元和子는 "사람의 몸이 무릇 천지와 같다고 한 말은 바로 이것이다"고 하였다.

장주莊周가 "진인眞人: 수양이 높은 사람은 발꿈치로 숨을 쉬고 보통 사람은 목구멍으로 숨을 쉰다. 기가 하초에 있으면 그 호흡이 길고, 기가 상초에 있으면 그 호흡이 짧고 가쁘다"고 하였다.

『진전』에는 다음과 같이 나온다. "사람은 태중에 있을 때 입과 코로 숨을 쉬지 않는다. 탯줄은 어머니의 임맥任脈과 이어져 있는데, 임맥은 폐와 통하고 폐는 코와 통하므로 어머니가 숨을 내쉬면 태아도 내쉬고 어머니가 숨을 들이쉬면 태아도 들이쉰다. 이렇게 그 기는 모두 배꼽 위에서 드나든다. 영혼이 생명에 의탁하여 나올 때는 정혈과 서로 합하여 배꼽에 뿌리를 박고 있다. 이렇게 사람이 태어날 때는 배꼽으로만 이어져 있다. 그러므로 처음 조식調息: 호흡을 고르는 법을 배울 때는 반드시 숨이 배꼽에서 나와 배꼽으로 들어간다고 생각해야 한다. 호흡을 조절하여 입과 코를 사용하지 않고 뱃속의 태아처럼 배꼽으로만 호흡하기 때문에 이것을 태식胎息이라고 한다. 처음에는 숨을 한 모금 머금고 배꼽으로 호흡하면서 81 혹은 120까지 숫자를 센 다음 입으로 숨을 뱉는다. 숨을 내뱉을 때는 아주 조금씩 뱉는다. 기러기 털을 입과 코 위에 붙이고 숨을 뱉어도 털이 움직이지 않을 정도가 되어야 한다. 이것을 더욱더 연마하여 헤아리는 숫자를 늘린다. 1000이 되면, 노인이 다시 젊어지고 하루가 지나면 하루만큼 더 젊어진다. 갈선옹葛仙翁이 아주 더울 때마다 깊은 물밑에 들어갔다가 열흘 만에 나오곤 하였다. 그는 능히 숨을 참고 태식을 할 수 있었기 때문이다. 그러나 숨을 참을 줄만 알고 태식할 줄을 모르면 아무 소용이 없다."

팽조彭祖가 말했다. "정신을 고르게 하고 기를 이끄는 방법은 다음과 같다. 조용한 방에서 문을 닫고 자리를 편안하고 따뜻하게 한다. 베개를 2.5촌1촌은 약 3센티미터 높이로 베고 똑바로 누워 눈을 감고 숨을 가슴속으로 들이쉰 후 멈춘다. 기러기 털을 콧구멍에 붙여놓고 그것이 움직이지 않게 300번을 호흡한다. 이때 귀로는 들리는 바가 없고 눈으로는 보이는 바가 없으며 마음으로는 생각하는 바가 없도록 한다. 이렇게 하면 추위와 더위가 들어오지 못하고 벌레의 독도 해

를 끼칠 수 없으며 360살까지 살게 된다. 이것은 진
인과 비교될 수 있는 경지다."

2-6.
기가 탁하면 병이 든다

「영추」에서 "사기가 있는 것은 모두 정기가 부족하기 때문이다. 상부의 기가 부족하면 뇌수가 채워지지 않는다. 이렇게 되면 귀가 몹시 울리며 머리는 힘없이 기울어지고 눈이 어둠침침하다. 중부의 기가 부족하면 대소변에 이상이 생기고 장에서는 심하게 소리가 난다. 하부의 기가 부족하면 다리에 힘이 빠지고 정신이 흐릿해진다"고 하였다.

『서례』序例에는 다음과 같이 나온다. "물고기가 물에서 살듯 사람은 기 속에서 산다. 물이 탁하면 물고기가 마르듯이 기가 탁하면 사람은 병이 생긴다. 사기邪氣가 침범하면 몸이 크게 상한다. 경락으로 침입한 사기가 장부로 들어가 병이 된다. 또한 장부는 서로 연결되어 있으므로 병이 장부 사이를 옮겨 다니면서 또 다른 병을 만드는데 그 변화가 매우 광범위하다."

『회춘』回春: 『만병회춘』에 나온 기로 인한 병증이다. "바람으로 기가 상하면 통증이 있다. 추위로 기가 상하면 몸이 떨리며, 더위로 기가 상하면 열이 나고 답답하다. 습기로 기가 상하면 붓고 더부룩하고, 기가 메마르면 막혀서 뭉친다."

2-7.
기가 요동치면 병이 든다

황제가 물었다. "모든 병은 기氣에서 생긴다고 알고 있다. 성내면 기가 거슬러 오르고, 기뻐하면 기가 느슨해지며, 슬퍼하면 기가 소모되고, 두려워하면 기가 내려가고, 추우면 기가 수렴되고, 더우면 기가 빠지고, 놀라면 기가 어지러워지고, 피로하면 기가 없어지고, 이런저런 생각이 많으면 기가 맺힌다. 구기九氣가 같지 않으니 각각 어떤 병이 생기게 되는가?"

기백이 대답했다. "화를 내면 기가 거슬러 오르는데, 심하면 피를 토하고 먹은 것을 그대로 설사합니다. 기뻐하면 기가 고르고 잘 통하여 영위가 잘 소통되므로 기가 느슨하게 됩니다. 슬퍼하면 심장에 연결된 경맥이 당기고, 영위가 흩어지지 못하여 열기가 안에서 생기므로 기가 소모됩니다. 두려워하면 기가 하초에만 머물러 하초가 불러 오르므로 기가 흐르지 못합니다. 추우면 주리腠理: 땀구멍가 막히고 기가 잘 돌지 못하므로 기가 수렴됩니다. 더우면 주리가 열리고 영위가 통하여 땀이 많이 나오므로 기가 빠져 나갑니다. 놀라면 심장이 기댈 곳이 없고 정신이 돌아갈 곳이 없어지므로 기가 어지러워집니다. 피로하면 숨이 차고 땀이 나서 안팎으로 기가 빠져나가니 기가 없어집니다. 지나치게 생각을 많이 하면 정기가 머물러 움직이지 않으므로 기가 맺히게 됩니다."_『내경』

2-8.
기가 너무 편안하면 병이 든다

구선이 말했다. "몸이 피곤하고 사지가 노곤한 증상은 아무 이유 없이 생길 때가 있다. 꼭 무거운 것을 들거나 하루 종일 날래게 일을 하여서만 생기는 것은 아니다. 한가한 사람에게 이 병이 많이 생긴다. 한가하게 노는 사람은 거의 기력을 쓰지 않고 배불리 먹고 나서 앉아 있거나 눕는다. 이렇게 하면 경락이 통하지 않고 혈맥이 막혀 사지가 노곤하다. 그래서 귀한 사람은 몸은 즐거우나 마음이 괴롭고, 천한 사람은 마음은 한가하나 몸이 고달프다.

귀한 사람은 아무 때나 욕심을 채우고 금기해야 할 것을 지키지 않는다. 또한 진수성찬을 먹은 뒤에 곧 잠자리에 눕는다. 따라서 사람은 항상 피곤하지 않을 정도로 힘을 써서 일을 해야 한다. 기가 잘 흐르고 혈

맥이 고르게 잘 통하도록 일하는 정도가 좋은 것이
니, 이는 마치 흐르는 물은 썩지 않고 문의 지도리는
좀이 슬지 않는 것과 같다."

『내경』에서 말하길 "오래 누워 있으면 기가 상한다"
고 하였다.

2-9.
기가 막히면 병이 된다

단계가 말하길 "기로 처음 병이 생길 때는 그 증상이 매우 미미하다. 칠정이나 육기, 음식으로 인하여 진액이 잘 돌지 못하고 맑은 기와 탁한 기가 서로 섞여 기가 적積이 되고 적이 담이 된다. 이렇게 기가 막히면 답답하거나 통증이 생긴다"고 하였다. 또한, 『정전』正傳: 『의학정전』에서는 "기가 울체되면 습濕이 막히고 습이 막히면 열이 나기 때문에 기울병은 주로 부종몸이 붓는 증상과 창만脹滿: 배가 불러오르면서 속이 그득한 증상을 겸한다"고 하였다.

교감단交感丹: 향부자와 복신을 가루 내어 꿀로 반죽하여 알약으로 만든 것은 여러 가지 기의 울체를 치료한다. 모든 공사公私의 일이 뜻대로 되지 않아 마음이 울적하고, 명성과 이익을 잃어 억울해하고, 칠정에 상하여 밥맛이 없고, 얼굴이 누렇고 몸이 여위며, 가슴이 그득하고 답답한 증상에 효과가 좋다. 이 약은 수기를 올리고 화기를 내린다._『회춘』

『정전』에서 말하는 기병의 치료법이다. "남자는 양에 속하기 때문에 기를 얻으면 흩어지기 쉽고, 여자는 음에 속하기 때문에 기를 만나면 막히는 일이 많다. 그래서 일반적으로 남자의 기병은 적고 여자의 기병은 많기 마련이다. 따라서 여자는 혈을 조절하여 막힌 기를 풀어주어야 하며 남자는 기를 조절하여 혈을 길러주어야 한다."

2-10.
신은 몸을 주관한다

무명자無名子는 "하늘이 처음 물을 내었는데 사람에게 있어서는 정精이다. 땅이 두번째로 불을 내었는데 사람에게 있어서는 신神이다"고 하였다. 『회춘』에서 "심장은 우리 몸의 주인이고 청정한 곳인데 밖으로는 포락이 심장을 감싸고 있다. 그 가운데 정화精華: 오장의 정기가 모인 것을 신이라 한다. 신은 음양과 통하고 세밀한 것까지 살피며 혼란함이 없다"고 하였으며, 소자邵子: 소강절는 "신은 심장에서 다스리고, 기는 신장에서 다스리며, 형形은 머리에서 다스린다. 형과 기가 교류할 때 신이 가운데서 주관하는데 이것이 천지인 삼재三才의 도"라고 하였다.

그러므로 『내경』에서 "신을 보양하는 것이 가장 좋고, 형체를 보양하는 것은 그 다음이다. 신을 보양하려는 사람은 반드시 형체가 살쪘는지 여위었는지를 살피고 영위와 혈기의 성쇠를 살펴야 한다. 혈기란 사람의 신이니 신중하게 기르지 않으면 안 된다"라고 하였고, 주석에서는 "신이 편안하면 수명이 길어지고, 신이 없으면 형체가 무너지므로 신을 기르지 않으면 안 된다"고 하였다.

구선이 말했다. "심장은 신의 집이다. 속은 비어 있고 직경은 한 치에 불과하지만 여기에 신명神明이 깃든다. 신명이 일을 처리하는 것은 헝클어진 실을 푸는 것처럼, 깊은 물을 건너는 것처럼 매끄럽다. 두려워하거나 슬퍼하거나, 기뻐하거나 화를 내거나, 깊이 생각하거나 걱정하면 하루나 한두 시간 사이에도 직경이 한 치밖에 되지 않는 곳에서 불길이 타오른다. 만약 욕망이 조금이라도 싹트면 좋지 않다. 이를 돌려보내고 마음에서 받아들이지 않으려고 욕망과 양심이 싸워야 하기 때문이다. 심장에서 생기는 칠정과 육욕六慾: 색, 미모, 애교, 말소리, 부드러운 살결, 사랑스러운 인상, 이 여섯 가지에 대한 욕망이 모두 그러하다. 그러므로 마음을 고요히 하여 신명에 통할 수 있다면 일이 생기기 전에 먼저 알 수 있다고 한 것이다. 신명에 통하면 문밖으로 나가지 않아도 세상의 일을 알 수 있고, 창밖을 내다 보지 않아도 하늘의 도를 알 수 있다.

마음은 물과 같아서 흔들리지 않고 오래 있으면 맑아지므로 그 밑바닥을 들여다볼 수 있다. 이처럼 마음이 맑은 사람은 병에 걸리지 않고 건강하게 살 수 있다. 그러나 한 번이라도 나쁜 마음이 싹트기 시작하면 신이 밖으로 달려 나가고 기는 안에서 흩어지며 혈은 기를 따라 흩어진다. 그러면 온갖 병이 서로 다투어 생기는데, 이것은 모두 마음으로부터 생긴다."

2-11.
사람의 몸에는 신이 산다

『황정경』黃庭經에 다음과 같이 나온다. "간에 깃든 신의 이름은 용연龍烟이고 자子는 함명含明이다. 키는 7촌1촌은 약 3센티미터이고 푸른 비단옷을 입고 봉황이 그려진 방울을 찼다. 그 모습은 박을 매단 것과 같으며 빛깔은 청자색이다. 심장에 깃든 신의 이름은 단원丹元이고 자는 수령守靈이다. 키는 9촌이고 붉은 비단의 흩날리는 치마를 입었다. 그 모습은 아직 피지 않은 연꽃과 같으며 빛깔은 붉은색이다. 비에 깃든 신의 이름은 상재常在이고 자는 혼정魂停이다. 키는 7.6촌이고 노란 비단옷을 입었다. 그 모습은 엎어놓은 접시 같으며 빛깔은 황색이다. 폐에 깃든 신의 이름은 호화皓華이고 자는 허성虛成이다. 키는 8촌이고 흰 비단으로 된 옷을 입고 노란 구름이 드리워진 띠를 했다.

그 모습은 꽃무늬 양산이나 엎어놓은 경쇠와 같으며 빛깔은 홍백색이다. 신장에 깃든 신의 이름은 현명玄冥이고 자는 육영育嬰이다. 키는 3.6촌이고 푸른 비단 옷을 입었다. 그 모습은 둥근 돌과 같으며 빛깔은 검은색이다. 담에 깃든 신의 이름은 용요龍曜이고 자는 위명威明이다. 키는 3.6촌이고 아홉 가지 색깔의 비단 저고리와 초록색의 꽃 치마를 입었다. 그 모습은 매달린 박과 같으며 빛깔은 청색이다."

어떤 선비가 책읽기를 너무 좋아해 밥 먹는 것마저 잊어버리곤 했다. 하루는 자줏빛 옷을 입은 사람이 앞에 나타나서 이렇게 말하였다. "너무 깊이 생각하지 마시오. 그렇게 지나치게 생각하면 내가 죽소." 선비가 웬 사람인가 물었더니 그 사람이 대답했다. "나는 곡식을 관장하는 신이오." 생각하는 것을 그만두자 선비는 음식을 이전과 같이 먹었다고 한다._『연수서』(延壽書)

어떤 지방에 사는 유씨의 아들이 술과 여자에 빠져 병에 걸렸다. 그런데 아들의 곁에서 항상 두 명의 여자가 옷을 곱게 차려입고 하늘하늘하며 허리까지 올라왔다가 사라지곤 했다. 이를 본 의원이 이렇게 말했다. "이것은 신장의 신神인데, 신장의 기운이 끊어지면 신이 제자리를 지키고 있을 수가 없기 때문에 밖으로 나타나는 것이오."_『의설』(醫說)

『내경』에서 "오장이 각기 자신의 신神을 간직하는데, 심心은 신神을 간직하고 폐肺는 백魄을 간직하며 간肝은 혼魂을 간직하고 비脾는 의意와 지智를 간직하고 신腎은 정精과 지志를 간직한다"고 하였다. 주석에서는 "신이란 정기가 변화해서 생긴 것이다. 백은 정기를 도와주며 혼은 신기를 도와준다. 의란 기억하고 잊지 않는 것이다. 지志란 마음을 온전히 하여 변하지 않는 것이다"라고 하였다.

2-12.
칠정이 지나치면 병이 든다

심장은 신神을 간직하여 우리 몸의 군주가 되며, 칠
정을 통솔하여 여러 가지 일을 한다. 칠정이란 기뻐
하는 것, 성내는 것, 근심하는 것, 생각하는 것, 슬퍼
하는 것, 놀라는 것, 두려워하는 것이다. 또한 혼·신·
의·백·지는 신을 주인으로 삼으므로 이들을 모두 신
이라 한다._『내경 주』

「영추」에는 다음과 같이 나온다. "두려운 생각이 지
나치면 심장과 신이 상한다. 신이 상하면 스스로 두
려움을 제어하지 못해서 정신을 잃게 되고 살이 빠진
다. 또한 머리털이 거칠어지고 얼굴빛이 나빠지며 겨
울에 죽는다. 지나친 근심을 풀어 주지 않으면 비와
의意가 상한다. 의가 상하면 가슴이 답답하고 팔다리

에 힘이 빠져 움직이지 못한다. 또한 머리털이 거칠어지고 얼굴빛이 나빠지며 봄에 죽는다. 슬픔이 지나치면 간과 혼魂이 상한다. 혼이 상하면 미치고 잘 잊어버리며 정신이 또렷하지 않게 된다. 음낭이 줄어들고 근육에 경련이 일어나며 양쪽 갈비뼈를 움직이지 못한다. 또한 머리털이 거칠어지고 얼굴빛이 나빠지며 가을에 죽는다. 기쁨과 즐거움이 지나치면 폐와 백魄이 상한다. 백이 상하면 광병狂病이 된다. 미치면 사람을 알아보지 못하고 살갗이 마른다. 또한 머리털이 거칠어지고 얼굴빛이 나빠지며 여름에 죽는다. 지나친 노여움을 막지 못하면 신장과 지志가 상한다. 지가 상하면 자신이 했던 말을 잊어버리고 허리를 굽혔다 폈다 할 수 없게 된다. 또한 머리털이 거칠어지고 얼굴빛이 나빠지며 늦은 여름에 죽는다. 무섭고 두려운 것이 풀리지 않으면 정기를 상한다. 정기가 상하면 뼈가 시리고 다리에 힘이 빠지며 정액이 때때로 저절로 나온다. 이렇게 오장은 정을 저장하므로 오장을 상하게 해서는 안된다. 오장이 상하면 정기를 지키지 못해 음이 허해지고, 음이 허해지면 기가 없어지며, 기가 없어지면 죽는다."

너무 기뻐하여 심장을 상하면 빨리 걷지 못하고 오

래 서 있지 못한다. 몹시 성내어 간을 상하면 기가 치밀어 참을 수가 없고 숨이 짧아져 끊어질 것 같다. 지나치게 근심하여 폐를 상하면 기가 가슴에서 막혀 잘 돌지 못하고 밤에 잠을 편안히 자지 못한다. 지나치게 생각하여 비를 상하면 비위에 적취積聚: 뭉쳐있는 덩어리가 생기며 음식을 먹지 못하고 배가 불러 그득하며 팔다리가 나른해진다. 몹시 슬퍼하여 심포心包: 심장의 바깥쪽을 싸고 있는 막가 상하면 건망증이 심해져서 사람을 알아보지 못하고 물건을 찾지 못하며 근육이 당기며 팔다리가 붓는다. 몹시 두려워하여 신장을 상하면 상초의 기는 막혀서 흐르지 못하고 하초의 기는 흩어지지 못한다. 그러면 우유부단하게 되고 구역질을 하며 속이 메스껍다. 너무 놀라서 담을 상하면 신이 있을 곳이 없고 마음이 안정되지 못하여 허튼 말을 한다._ 『세의득효방』(世醫得效方, 이하 '득효')

칠정이 지나치면 사람을 상하게 하지만, 그중에서도 분노가 가장 심하다. 화를 내면 간의 목木기운이 비위의 토土기운을 누르는데, 비위가 상하면 나머지 네 개의 장도 모두 상한다._『의학강목』(醫學綱目, 이하 '강목')

이런 옛 시가 있다. "화를 심하게 내면 불이 타올라

편한 마음이 사라지고 스스로를 상하게 된다. 일을 당하면 다투지 마라. 그 일만 지나면 마음이 맑고 시원해지리." 유공도柳公度가 양생을 잘하여서 나이 여든이 넘어도 걸음걸이가 가볍고 힘이 있었다. 어떤 사람이 그 방법을 가르쳐 줄 것을 청하니 대답하기를 "나에게 특별한 방법이 있는 것이 아니다. 단지 평생 원기를 희노喜怒에 써본 일이 없고, 기해氣海: 배꼽 아래 부위를 늘 따뜻하게 하였을 뿐이다"고 하였다. 『연수서』

하간河間: 유완소이 "오지五志: 희(喜)·노(怒)·비(悲)·사(思)·공(恐)의 다섯 가지 감정가 지나치면 모두 화火가 된다. 기는 양이라서 가벼운 것을 주관하는데 움직임이 많아 과로하여 생긴 병은 모두 양이 화로 변한 것이다. 신神이 미치고 기가 어지러워진 것은 대부분 열증이다"고 하였다. 자화는 "하간만이 오지를 치료하는 데 있어서 그 깊은 뜻을 알았다. 희·노·비·사·공의 오지로 인한 증상은 모두 심화心火를 고르게 하는 것을 위주로 한다. 피로한 것은 너무 많이 움직여서 몸이 상한 것이고, 움직이는 것은 양에 속한다. 놀라는 것은 심장이 상한 것으로 심장도 화에 속한다. 이 두 가지 모두 다 심장의 화를 내리고 마음을 편안하게 하는 것을 위주로 치료해야 한다"라고 하였다. 『단심』

2-13.
신의 병증들 :
경계·정충·건망증·전간·전광·탈영

심장의 기운을 기르는 것은 혈血이다. 심혈이 허해져
서 신기가 제자리를 떠나면 경계驚悸가 시작된다.

『강목』에서 "경驚이란 갑자기 놀라서 마음이 안정되
지 않는 것을 뜻하고, 계悸란 가슴이 두근거리면서 두
려워하는 것을 말한다"고 하였다.

사람을 주관하는 것은 심心이고, 심을 기르는 것은 혈
이다. 심혈이 허해져서 신기神氣를 지키지 못하면 경
계가 시작된다. 경驚이란 무서워하는 것이고 계悸란
가슴이 두근거리는 것이다. 경에는 놀란 것을 진정시
키는 약을 쓴다. 계에는 물기를 몰아내고 담음을 삭
이는 약을 써야 한다. 가슴이 두근거린다는 것[怔忪]은

곧 정충을 말한다._『인재직지』(人齋直指, 이하 '직지')

이럴 때는 큰소리를 듣거나 이상한 것을 보거나 때로는 발작하기도 한다. 왜 경계증이 생기는가? 『입문』시門:『의학입문』에서 "그것은 대체로 너무 사색하거나 몹시 놀랐을 때 생긴다"고 하였다.

대씨戴氏가 "정충怔忡이란 가슴이 두근거리면서 불안하고 다른 사람이 당장 잡으러 오는 것 같이 생각되는 증상이다. 부귀에 급급하거나 빈천을 근심하거나 소원을 이루지 못해 생긴다"고 하였다.

대씨가 "건망증이란 일을 시작해 놓고 끝을 맺지 못하며, 말을 할 때에도 처음에 한 말과 나중에 한 말을 알지 못한다. 이것은 병 때문에 그런 것이지, 날 때부터 어리석어서 그런 것은 아니"라고 하였다.

건망증이란 갑자기 무언가를 잊어버리고 아무리 애를 써도 생각이 나지 않는 것이다. 이것은 주로 생각을 주관하는 심장과 비장에 원인이 있다. 생각을 지나치게 하여 심장이 상하면 혈이 소모되고 흩어져서 신神이 제자리를 지키지 못하게 된다. 또한 비장이 상하면 위의 기운이 쇠약해지고 피곤해져서 쓸데없는 생각이 더욱 깊어진다. 이 두 가지 때문에 갑자기 잊어버리게 되는 것이다.

치료하는 원칙은 다음과 같다. 반드시 먼저 그 심장의 혈을 길러주고 비장을 다스린다. 또한 조용하고 편안한 곳에 있도록 하여 근심, 걱정을 끊고 육음六淫, 풍한서습조화과 칠정七情을 피해야 한다. 이렇게 하면 건망증이 점차 낫는다._『고금의감』(古今醫鑑, 이하 '의감')

한漢나라의 위공魏公이 오랫동안 심장의 병을 앓으면서 정충과 건망증이 있었다. 밤에 꿈자리가 사납고 잠을 이루지 못하였다. 심병에 먹는 약을 쓰지 않은 것이 없었으나 효과가 없었다. 이런 병은 본래 근심, 걱정과 사색으로 심혈을 소모시켜서 생기는데 심장을 안정시키자면 당귀, 지황 등을 써서 심혈을 보충해줘야 효과를 보게 된다. 만약 석창포와 같이 발산시키는 약을 먹이면 심장의 기운을 더욱 소모시킬 수 있다._『경험양방』(經驗良方, 이하 '경험')

담痰이 횡격막 사이에 있으면 약간만 어지러울 뿐 넘어지지는 않는다. 담이 횡격막 위로 넘치면 어지러움이 심해져 땅에 쓰러지고 사람을 알아보지 못하는데,

이것을 전간顚癎: 간질이라고 한다. 전간 때문에 발작하여 넘어질 때에는 소리를 지르고 깨어날 무렵에는 거품을 토한다. 『강목』

광증狂證은 담화痰火가 몹시 성한 것이고 전증顚證은 심혈이 부족한 것이다. 이는 대부분 높고 원대한 것을 바라보다 뜻을 이루지 못하여 생긴다. 간질은 주로 담이 화 때문에 움직여서 발작된다. 치료하는 방법은 다음과 같다. 간질은 토하게 하는 것이 좋고, 광증은 설사시키는 것이 좋으며, 전증은 정신을 안정시키고 혈을 기르면서 담화를 내려야 한다. 『정전』

전간은 담의 사기가 치밀어 올라서 생기기 때문에 담을 삭이고 심신을 진정시키는 것이 좋다. 담이 심장의 구멍을 막은 경우는 크게 토하게 하고 크게 설사시키면 낫는다. 『정전』

『내경』에 다음과 같이 나온다. "황제가 '성내면서 발광하는 자가 있는데 이 병은 어디에서 생기는가?'라하니, 기백이 '양陽에서 생깁니다'라고 하였다. 황제가 '양은 어떻게 사람을 미치게 하는가?'라 하니, 기백이 '양기가 갑자기 막혀서 통하지 못하기 때문에 자주 화를 내게 됩니다. 이런 병을 양궐陽厥이라고 합니다'라고 하였다. 황제가 '어떻게 치료하는가?'라 하니, 기백이 '음식을 먹지 못하게 하면 낫습니다. 음식은 음으로 들어가서 양을 기르기 때문에 음식을 먹이지 않으면 나을 수 있습니다'라고 하였다."

또, "황제가 '양명병이 심해지면 옷을 벗고 뛰거나, 높은 곳에 올라가 노래 부르고, 며칠 동안 음식을 먹지 않고, 담을 넘어 지붕 위로 올라간다. 그곳은 평소에도 높아서 올라갈 수 없는 곳인데 병이 들어 도리어 가능한 이유는 무엇인가?'라고 하니, 기백이 답하였다. '사지는 모든 양의 근본입니다. 양이 왕성하면 사지가 튼튼해지고, 사지가 튼튼해지면 높은 곳에 오를 수가 있습니다'. 황제가 '옷을 벗고 뛰는 것은 무엇 때문인가?'라고 하니, 기백이 '몸에 열이 심하므로 옷을 벗고 뛰고 싶은 것입니다'라고 하였다. 황제가 '가까운 사람과 먼 사람을 가리지 않고 함부로 말을 하고 욕을 하며 노래하는 것은 무엇 때문인가?'라고 하니, 기백이 '양이 왕성하기 때문에 가까운 사람과 먼 사람을 가리지 않고 함부로 말을 하고 욕을 하며 음식을 먹지 않으려 합니다. 양이 성하므로 음식을 먹을 생각도 없고 미친 듯이 달리는 것입니다'라고 하였다" 또, "사기가 양에 들어가면 미치게 됩니다"라고 하였다.

『내경』에서 "전에 귀족으로 살다가 후에 천민이 되어 생긴 병을 탈영脫營이라 하고 전에 부자로 살다가 후에 가난해져서 생긴 병을 실정失精이라고 한다. 외부에서 사기가 침범하지는 않았지만 병이 몸속에서부터 생겨 음식 맛이 없어지고 몸이 날로 수척해지며 기가 허해진다. 병이 심해지면 무기력하고 으스스하면서 때때로 놀라게 된다. 병이 심해지는 이유는 밖에서는 위기衛氣가 소모되고 안에서는 영기榮氣가 사라지기 때문이다"고 하였다. 또한 주석에서는 "혈은 근심 때문에 줄어들고 기는 슬픔 때문에 감소되므로 겉에서는 위기가 소모되고 속으로는 영기가 허해진다"고 하였다.

2-14.
감정의 상극으로 병을 치료한다

『내경』에는 다음과 같이 나온다. "간과 관련된 감정은 성냄인데, 지나치게 성을 내면 간이 상한다. 슬퍼하는 것으로 성내는 것을 이긴다. 심장과 관련된 감정은 기쁨인데 너무 기뻐하면 심장이 상한다. 두려워하는 것으로 기뻐하는 것을 이긴다. 비장과 관련된 감정은 사색하는 것인데 너무 사색하면 비장이 상한다. 성내는 것으로 사색하는 것을 이긴다. 폐와 관련된 감정은 근심인데 너무 근심하면 폐가 상한다. 기뻐하는 것으로 근심하는 것을 이긴다. 신장과 관련된 감정은 두려움인데 너무 두려워하면 신장이 상한다. 사색하는 것으로 두려워하는 것을 이긴다."
단계가 말했다. "다섯 가지 감정의 화火가 뭉쳐 담을 만들어 전광癲狂이 되면 마음으로 조절한다. 지나치게 성을 내어 간이 상하면 슬퍼하게 하여 누르고 두려워하게 하여 풀어준다. 지나치게 좋아하여 심장을 상하면 두려워하게 하여 누르고 화내게 하여 풀어준다. 생각을 많이 하여 비가 상하면 화내게 하여 누르고 좋아하게 하여 풀어준다. 지나치게 걱정하여 폐가 상하면 좋아하게 하여 누르고 화내게 하여 풀어준다. 지나치게 두려워하여 신장이 상하면 잘 생각하게 하여 누르고 걱정하게 하여 풀어준다. 지나치게 놀라 담膽이 상하면 걱정하게 하여 누르고 두려워하게 하여 풀어준다. 지나치게 슬퍼하여 심포心包가 상하면 두려워하게 하여 누르고 화내게 하여 풀어준다. 이러한 치료방법은 현명한 사람만이 할 수 있다."

2-15.
의사는 약으로만 치료하지 않는다

어떤 부인이 배가 고프면서도 먹지는 않고 늘 성을 내고 욕을 하며 곁에 있는 사람을 죽인다고 하면서 나쁜 말을 계속하였다. 여러 의사들이 치료하였으나 고치지 못하였다.

훌륭한 의사가 보고 "이것은 약으로는 치료하기 어렵다"고 하였다. 기녀 둘에게 광대처럼 분장을 시켜서 부인 앞에 나서게 하였다. 부인은 그것을 보고 크게 웃었다. 다음 날에는 둘에게 씨름을 하게 하였더니 또 크게 웃었다. 그리고 부인 곁에서는 늘 음식을 잘 먹는 사람을 두고 음식이 맛있다고 자랑하면서 달게 먹게 하였다. 부인이 그것을 보자 음식을 찾아 한 번씩 맛보게 되었다. 며칠이 못 가 성내는 것이 줄어들고 음식을 더 먹게 됨으로써 약을 쓰지 않고도 병이 나왔다. 나중에는 자식도 하나 낳았다. 의사는 재치가 있어야 하니 재치가 없으면 어떻게 임기응변을 할 수 있겠는가?_자화(子和)

곧 혼인하기로 한 여자가 있었다. 남편이 될 사람이 장사하러 가서 2년이 지나도 돌아오지 않았다. 그로 인해 여자가 음식을 먹지 못하고 맥이 빠져서 바보처럼 힘없이 누워 있기만 하였다. 다른 병은 없었는데 늘 안으로 향하여 앉아 있었다. 이것은 남편을 그리워하다 못해 기가 뭉친 것이다. 이것은 약으로만 치료하기 어려우며 기쁘게 해줘야 뭉친 것이 풀릴 수 있다. 그렇지 않으면 성을 내게 해야 한다. 의사가 먼저 여자를 크게 화나게 하여 세 시간가량 울게 한 다음, 그의 부모로 하여금 화난 것을 풀어 주게 하였다. 그리고 약을 한 첩을 먹였더니 곧 음식을 먹었다. 의사가 병이 비록 나아지긴 하였지만 반드시 기쁘게 해야 완치될 것이라고 하였다. 그래서 그의 남편이 돌아온다고 속였더니 과연 병이 재발하지 않았다.

비장은 생각을 주관하는데 생각을 지나치게 하면 비기가 뭉쳐서 음식을 먹지 못한다. 성내는 것은 간목肝木에 속하므로 성내면 간기가 올라와서 뭉친 비기를 잘 흩어 준다._단계

낭송Q시리즈 동청룡
낭송 동의보감 내경편

3부
양생법

3-1.
사계절의 리듬에 맞춰라

봄철 석 달은 싹이 돋는 시기이다. 천지가 모두 생동
하고 만물이 자라난다. 밤에 잠자리에 들고 일찍 일
어난다. 천천히 뜰을 거닐고 머리를 풀고 몸을 편안
하게 하여, 마음에 의욕을 일으켜야 한다. 만물이 생
겨나는 것을 도와주어야지 죽여서는 안 되고, 남에게
베풀되 빼앗지 말며, 상을 주어야지 벌을 주어서는
안 된다. 이것이 봄기운에 호응하는 일이니 봄의 양
생법이다. 이것을 지키지 않으면 간이 상하고 여름이
되면 찬 기운으로 인한 병이 생겨나 자라나는 힘이
적어진다.

여름철 석 달은 무성해지는 시기이다. 천지의 기운이
합해져 만물이 꽃 피우고 열매 맺는다. 밤에 잠자리
에 들고 일찍 일어난다. 햇볕을 싫증내지 말고, 성내

지 말고 꽃봉오리를 피어나게 해야 한다. 아끼는 것이 밖에 있어 자꾸 밖으로 나가려는 것처럼 양기를 밖으로 내보내야 한다. 이것이 여름기운에 호응하는 것이니 여름의 양생법이다. 이것을 지키지 않으면 심장이 상하고, 가을에 학질에 걸려 거두는 힘이 적어지며, 겨울에 중병이 든다.

가을철 석 달은 결실을 맺는 시기이다. 하늘의 기운은 쌀쌀해지고 땅의 기운은 맑아진다. 이때는 일찍 자고 일찍 일어난다. 닭이 울면 깨어나 마음을 안정시켜서 가을의 매서운 기운을 누그러뜨리고 정신을 가다듬는다. 기운을 조절하고 마음을 거두어들여 폐의 기운을 맑게 한다. 이것이 가을기운에 호응하는 것이니 가을의 양생법이다. 이것을 지키지 않으면 폐가 상하고 겨울에 설사병이 생겨 간직하는 힘이 적어진다.

겨울철 석 달은 갈무리하는 시기이다. 물이 얼고 땅이 갈라지며 양기가 움직이지 못한다. 이때는 일찍 자고 반드시 해가 뜬 뒤에 일어나야 한다. 마음에 숨겨 두는 일이 있거나. 무언가 귀한 것을 간직한 듯 기운을 안으로 모아야 한다. 따뜻한 곳에 거처하고 땀이 나지 않게 하여 기를 빼앗기지 않도록 한다. 이것이 겨울기운에 호응하는 것이니 겨울의 양생법이다.

이것을 지키지 않으면 신腎이 상하고 봄에 다리가 약해져 살리는 힘이 적어진다.

사계절과 음양의 기운은 만물의 근본이다. 그리하여 성인들은 봄·여름에는 양의 기운을 기르고 가을·겨울에는 음의 기운을 길러서 그 근본을 따랐다. 만물과 더불어 음양이 생生·장長·수收·장藏하는 속에서 지냈다. 이를 거스르면 생명의 근원이 상해서 타고난 기운이 사라진다. 그러므로 사계절과 음양의 기운은 만물의 시작과 끝이고 생사의 근본이다. 근본을 거스르면 재앙을 입고 근본을 따르면 병들지 않는다. 이것을 도를 안다고 하는 것이다._『내경』

3-2.
마음을 비워라

옛사람들은 잡념이 없고 욕심이 적어서 정신이 안정되었고, 과도한 일로 몸을 피로하게 하지 않았다. 어떤 음식도 달게 먹고 어떤 옷도 편안하게 입으며 지위가 높건 낮건 서로 부러워하지 않는 소박한 사람들이었다. 그래서 욕망이 눈을 피로하게 하지 못하고 음란한 것들이 마음을 현혹하지 못했다. 어리석은 사람이나 지혜로운 사람이나 현명한 사람이나 모자란 사람이나 할 것 없이 외부 환경에 얽매이지 않고 도리에 맞게 살았다. 때문에 그들은 모두 백 살이 되어도 노쇠하지 않았다._『내경』

구선은 "옛날에 훌륭한 의사들은 사람의 마음을 다스려서 병이 나지 않게 하였다. 지금 의사들은 단지 사람의 병만 치료할 줄 알고 마음을 다스릴 줄은 모른다. 이는 근본을 버리고 말단을 좇는 것이며 원인을 찾지 않고 겉으로 드러난 증상만 치료하여 병을 낫게 하려고 하는 것이니 어리석은 일이 아닌가. 어쩌다 요행수로 병이 나았다 해도 이것은 민간의 서투른 의사들이 하는 짓이니 본받을 만 못하다" 하였다.

태백진인太白眞人은 다음과 같이 말했다. "병을 치료하려면 먼저 그 마음을 다스려야 한다. 환자로 하여금 마음속의 의심과 걱정, 모든 헛된 잡념과 불평과 욕심을 다 없애 버리고 마음을 바르게 하도록 해야 한다. 그리고 사계절과 음양의 기운에 맞게 생활하게 하면 자연히 마음이 편안해지고 성품이 온화해진다. 이렇게 하면 세상의 모든 일은 다 공허한 것이고 하루 종일 하는 일이 모두 헛된 것이라는 것을 알게 된다. 또한 내 몸이 있다는 것도 환상이며, 화와 복은 따로 없으며, 살고 죽는 것이 한갓 꿈이라는 것을 알게 된다. 그리하여 모든 것을 깨닫게 되고 모든 문제가 다 풀리게 되며 마음이 깨끗해지고 병이 자연히 낫게 된다. 이렇게 된다면 약을 먹기 전에 병은 벌써 다 낫게 된다. 이것은 진인이 수양하는 방법으로 마음을 다스려서 병을 치료하는 훌륭한 방법이다."

3-3.
양생의 금기사항

『양성서』에서는 "양생을 잘하려는 사람은 하루와 한 달의 금기를 어기지 말고 일 년 사계절에 맞춰 살아야만 한다. 하루 중의 금기는 저녁에 배부르게 먹지 않는 것이고, 한 달 중의 금기는 그믐에 만취하지 않는 것이고, 일 년의 금기는 겨울에 멀리 여행하지 않는 것이고, 평생의 금기는 밤에 불을 켜고 성생활을 하지 않는 것"이라고 하였다.

주단계의 「음식잠」飮食箴에서는 말한다. "부모가 주신 귀한 몸은 음식 때문에 상하는 경우가 많다. 사람의 몸은 허기와 갈증으로 인하여 음식을 먹어야 한다. 그러나 어리석은 사람들은 입맛대로 맛있는 음식을 지나치게 먹으니 질병이 벌떼처럼 일어나 병에 걸리는 것이다. 병이 처음 생길 때는 그 기미가 아주 미약하지만 입맛이 당기는 대로 지나치게 먹다 보면 자기도 모르게 갑자기 병이 심해진다. 그러면 먹고 마시지 못하여 부모에게 걱정을 끼치고 의사에게 여러 가지 방법을 묻게 된다. 산골에 사는 가난한 사람들은 기름기 없는 음식을 먹고 부지런히 일하므로 기력이 쇠하지 않고 몸이 편하다. 똑같은 기운과 똑같은 몸을 타고났으나 왜 나에게만 유독 병이 많은가? 라는 의문에서 하나의 실마리를 찾는다면 이는 마치 거울에 있는 먼지가 걷혀서 맑아지는 것과 같다. 그러므로 『주역』의 「상사」象辭에서는 '음식을 절제하라'고 하였고, 맹자는 '조그마한 음식을 탐내서 먹다가 큰 것을 잃는다'고 하였다. 입은 병을 생기게 할 뿐 아니라 사람의 위신까지 손상시킨다. 술병의 주둥이처럼 입을 막아 놓고 가려먹으면 음식을 먹어도 싫증이 나지 않을 것이다."

단계의 「색욕잠」色慾箴에서는 말한다. "사람의 삶은 천지와 함께 한다. 땅의 도는 여자가 되고, 하늘의 도는 남자가 되며, 짝을 이루어 부부가 되고 아이를 낳아 기르면서 서로 의지한다. 혈기가 왕성한 오직 그때 예절에 맞게 결혼하고 성생활은 때에 맞게 한다.

부모와 자식이 가까운 것은 여기에 그 요점이 있다. 그런데 어리석은 사람은 정욕이 생기는 대로 성생활을 하고도 정력이 부족한 것을 두려워하여 독한 약을 보약으로 자주 먹는다. 기는 양이고 혈은 음인데 사람은 신神이다. 음을 고르게 하고 양을 잘 간직해야 내 몸이 언제나 젊음을 누린다. 혈기가 얼마나 된다고 스스로 아끼지 않을 수 있겠는가? 혈기를 아끼지 않으면 나를 태어나게 한 행위가 도리어 나의 적이 될 수 있다. 여자가 성욕에 치우치면 욕심을 막을 길이 없다. 여자가 정숙하면 집안이 화목하다. 남자가 성욕에 빠지면 그 집은 자연히 망하게 되고 체면을 잃을 뿐 아니라 몸도 역시 초췌해진다. 여자를 멀리하여 음탕한 마음을 없애야 먹는 것이 다 맛있고 몸도 편안해져 병이 낫는다."

3-4.
선현들의 격언

태을진인의 「칠금문」七禁文에는 "첫째, 말을 적게 하여 몸 안의 기운을 기른다. 둘째, 색욕을 경계하여 정기精氣를 기른다. 셋째, 기름기 없는 음식을 먹어 혈기血氣를 기른다. 넷째, 침을 삼켜 오장의 기운을 기른다. 다섯째, 성을 내지 않아 간의 기운을 기른다. 여섯째, 음식을 맛있게 먹어 위의 기운을 기른다. 일곱째, 생각을 적게 하여 심장의 기운을 기른다. 사람은 기로 살아가고 기는 신神으로 왕성해진다. 기를 기르고 신을 온전하게 하면 참된 도를 얻을 수 있다. 이 세상 모든 것들 중에 원기元氣를 가장 먼저 지켜야 한다"고 나와 있다.

갈선옹葛仙翁의 『청정경』淸靜經에는 "양생하는 사람은

침을 멀리 뱉지 않고, 빨리 걷지 않는다. 너무 많이 들으려 하지 않고 너무 많이 보려고 하지 않는다. 너무 배고프기 전에 먹되 먹어도 지나치게 배부르게 먹지 않는다. 지나치게 목이 마르기 전에 마시고, 마시더라도 많이 마시지 않는다"고 나와 있다.

혜강稽康은 "양생에는 다섯 가지 어려움이 있다. 명예와 이익을 버리지 못하는 것이 첫째 어려움이고, 기뻐하고 성내는 것을 없애지 못하는 것이 둘째 어려움이며, 음악과 여색을 버리지 못하는 것이 셋째 어려움이고, 기름진 음식을 끊지 못하는 것이 넷째 어려움이며, 정신이 허약하고 정기가 흩어지는 것이 다섯째 어려움이다. 이 다섯 가지가 가슴속에 없으면 마음이 편안해지고 말과 행동이 자연히 올바르게 된다. 좋은 일을 하려고 애쓰지 않아도 복이 오고, 오래 살기를 바라지 않아도 저절로 오래 살게 된다. 이것이 양생의 큰 원칙이다"라고 하였다.

3-5.
누구나 할 수 있는 양생 실전편

경락을 따라 기혈을 돌린다: 반운(搬運)

『양성서』에 다음과 같이 나온다. "사람이 수양하고
섭생하는 도에는 각각의 방법이 있다. 기본적으로 정
을 손상시키거나 기를 소모하거나 신을 상하게 해서
는 안 된다. 이 세 가지가 도가에서 말하는 정·기·신
을 온전히 하는 방법이다. 매일 아침 첫닭이 울 때 일
어나 이불로 몸을 감싸고 앉아 호흡을 조절하면서 이
를 부딪쳐 신神을 모은다. 한참을 이렇게 하면 신기가
안정되고 화후火候: 따뜻하고 상서로운 기운가 돌기 시작한
다. 이렇게 수십 번 반운하면 온몸이 편안하고 느긋
해지면서 혈맥이 자연스럽게 통한다. 이때가 되면 입
안에서 침이 생기고, 신기가 온몸에 가득하게 된다.
그러면 침을 입안에서 크게 돌려 삼켜서 단전丹田으

로 들여보내 원양元陽을 보해 준다. 이렇게 반운이 끝나면 곧 평소에 먹던 보양하는 약을 먹고, 두 손을 비벼서 열이 나게 한 후 도인을 한다. 도인을 마치면 머리를 빗고 양치질하고 세수를 한 후에 향을 피우고 통장洞章을 한 번 묵송한 뒤 천천히 뜰을 백 걸음쯤 거닌다. 해가 석 장丈: 1장은 약 3미터에서 다섯 장 정도 올라오기를 기다려 죽을 먹고, 다 먹고 나면 손으로 배를 문지르며 다시 이삼백 걸음을 거닌다. 이것이 양생의 대략적인 방법이니 반드시 알아야 한다."

침을 삼키는 방법: 복식(服食)

『태식론』에 나온 복식법은 다음과 같다. "자시子時: 밤 11시 반에서 새벽 1시 반에 눈을 감고 동쪽을 향하여 편안히 앉는다. 힘써 뱃속에 있는 나쁜 공기를 두세 번 내뿜는다. 숨을 멈추고 코로 맑은 공기를 천천히 몇 번 들이마신다. 혀 밑에는 두 개의 구멍이 나있어 아래로 신장과 통하고 있다. 혀로 입천장을 받치고 숨을 한 동안 멈추면 침이 절로 나와서 입안에 차게 된다. 그 것을 천천히 삼키면 자연스럽게 오장으로 들어가게 된다. 이렇게 하는 것이 기가 단전으로 돌아가게 하는 것이다. 밤 1시부터 3시까지 하되 4시 전까지 하는 것이 역시 좋다. 누워서 하는 것도 좋다.

낭송Q시리즈 동청룡
낭송 동의보감 내경편

4부
생명의 바다,
혈과 진액 그리고 담음

4-1.
혈은 음식에서 만들어진다

「영추」靈樞에서는 "중초中焦가 기를 받아 붉게 변화시
키니, 이를 혈血이라 한다"고 하였다. 그리고 "음식이
위胃에 들어가야 맥이 운행하고, 물이 경맥에 들어가
야 혈이 생긴다"고 하였다.

『내경』內經에서는 "혈은 영기營氣가 되어 경맥 안을 돌
아다닌다"라고 하였다. 유종후劉宗厚: 명대 의가 유순劉純의
자字가 말하길 "영기營氣는 음식물의 정미로운 기운으
로 비장에서 생겨 심장의 통솔을 받고, 간에 저장되
고 폐에서 퍼지며, 신장에서 나누어 보내 온몸을 윤
택하게 만든다. 영기가 있어야 눈으로 볼 수 있고, 귀
로 들을 수 있고, 손으로 물건을 쥘 수 있고, 발로 걸
을 수 있다. 오장은 이것이 있어야 진액을 만들고, 육

부는 이것이 있어야 진액을 맥으로 보낼 수 있다. 날마다 음식을 먹으니 양기陽氣가 생기고 음기陰氣가 자라날 수 있다. 음식물 중에서 정미로운 즙이 붉게 변한 것이 혈인데, 혈이 풍부하면 몸이 튼튼해지고 혈이 부족하면 몸이 쇠약해진다"고 하였다.

비유하자면 혈血은 물과 같고 기氣는 바람과 같다. 그러므로 혈과 기의 관계는 바람이 물 위로 스쳐지나가는 것과 비슷하다. 기가 혈을 이끌기 때문에 기가 돌면 혈도 돌고, 기가 멈추면 혈도 멈춘다. 기가 따뜻하면 혈이 잘 돌고, 기가 차가우면 혈이 잘 돌지 못한다. 기가 한 번 숨을 쉬는 동안이라도 돌지 못하면, 혈도 그만큼 돌지 못한다. 병이 혈에서 생겼을 때는 기를 고르게 하면 나을 수 있지만, 병이 기에서 생겼다면 혈을 고르게 한들 무슨 보탬이 되겠는가? 따라서 사람의 몸에서는 기를 고르게 하는 것이 우선이고, 혈을 고르게 하는 것은 그 다음이다. 이것 역시 양을 먼저 치료하고 음을 치료하는 이치이다._『직지』(直指)

4-2.
혈병은 왜 생기는가

열은 다 심장에서 생기는데, 열이 심하면 혈을 손상
시킨다._『직지』

주단계가 말했다. "여러 가지 혈증血證을 다 열증熱證
이라고 한 것은 이른바 '요점을 알면 한마디로 끝난
다'라는 의미이다. 그리고 혈은 열을 받으면 잘 운행
하지만, 찬 기운을 받으면 엉기게 된다. 입과 코에서
피가 나오는 이유는 양이 지나치고 음이 부족한 것에
속하는데, 올라가는 것만 있고 내려가는 것이 없으니
혈이 기를 따라 올라가 입과 코로 넘치게 된 것이다.
그러므로 음을 북돋고 양을 억제해서 기가 내려가게
하는데, 기가 내려가면 혈도 경맥으로 돌아간다."

혈에 열이 지나쳐 넘치게 된 것은 선혈鮮血, 혈이 찬 기운으로 인해 엉겨서 걸쭉해진 것은 어혈瘀血이다. 선혈은 붉은색이고 어혈은 검은색이다._『삼인극일병증방론』(三因極一病證方論, 이하 '삼인')

감정이 지나치면 혈이 상한다. 지나치게 기뻐하면 심장이 요동치므로 피를 만들지 못한다. 지나치게 화를 내면 간이 상하므로 피가 저장되지 못한다. 또 근심이 지나치면 폐가 상하고, 생각이 지나치면 비가 상하고, 뜻을 잃으면 신장이 상한다. 이런 것들이 모두 피를 요동치게 만든다._『입문』(入門)

성생활이 지나치면 음화陰火가 치밀어 오른다. 이것이 치밀어 오르면 피도 따라 올라가게 되는데 경락을 벗어나 제멋대로 운행하게 된다._『정전』(正傳)

「영추」에서는 "과식하면 배가 불러 오른다. 생활에 절도가 없고 과로하면 양락맥陽絡脈이 손상된다. 양락맥이 손상되면 피가 밖으로 넘치고, 피가 밖으로 넘치면 코에서 피가 나온다. 음락맥陰絡脈이 손상되면 피가 안으로 넘치고, 피가 안으로 넘치면 대변에 피가 섞여 나온다"고 하였다.

4-3.
여러 가지 혈병 :
코·잇몸·소변·대변 출혈

코는 뇌와 통하니 피가 위로 올라왔다 뇌에서 넘치면
코로 나온다. 위와 대장에 연결된 경맥에 열이 몰리
면 입과 코로 피가 나온다._『입문』

『내경』에서는 "비장에 있던 열이 간으로 가면 잘 놀
라고 코피가 나온다" "봄에는 코가 막히고 코피가 나
는 병에 잘 걸린다"고 하였다. 또 "양명경陽明經: 위와 대
장에 연결된 경맥이 궐역厥逆: 사기가 위로 거슬러오르는 것하면 숨
이 차고 기침이 나며, 몸에 열이 나고 잘 놀라면서 코
피를 흘리고 피를 토한다"고 하였다.

『입문』에서는 "잇몸에서 피가 나오는 것을 치뉵齒衄
이라 한다"고 하였다. 또한 "양명경에서 소음경少陰經

으로 병이 들어가서 두 경맥의 사기가 합해지면 잇몸에서 피가 토하는 것처럼 나온다. 사람들은 흔히 그것이 잇몸에서 나오는 피라는 것을 잘 알지 못한다. 찬물로 입을 헹구면 피가 멎었다가 조금 있으면 다시 나온다."

잇몸에서 피가 많이 나올 때에는 늘 소금 끓인 물로 양치질하고, 소금가루를 바르면 좋다. _『신농본초경』(神農本草經, 이하 '본초')

치통이 있고 잇몸에서 피가 나오는 경우에는 향부자 가루를 생강즙에 하룻밤 담가 두었다가 이 즙으로 양치질 하고, 치아를 문질러주면 좋다고 하였다. _『득효』(得效)

장중경이 말하기를 "열이 하초에 있으면 소변에 피가 섞여 나온다"라고 하였다.

대개 소변에 피가 섞여 나오면서 아픈 것은 임병淋病이다. 소변에 섞인 피는 방광에서 나오는 것이다. 피가 나오지만 통증이 없으면 임병이 아니다. 이것은 피가 정규精竅: 정액이 나오는 구멍에서 나오는 것으로 심장에서 소장으로 열이 옮겨 갔기 때문이다. _『정전』

「영추」에서는 "나쁜 기운이 오장을 침범하면 오장과 연결된 경맥이 상하는데, 이 경맥이 균형을 잃으면 혈의 운행이 멈춘다"고 하였다. 대체로 나쁜 기운이 오장을 침범하면 삼음맥락三陰脈絡: 삼음맥락은 태음경맥, 소음경맥, 궐음경맥을 말한다이 조화를 잃고 맺혀서 뭉치는데 피가 이곳에 머물며 넘치게 되면 장으로 스며들어 변혈이 된다. _『입문』

『강목』綱目에서는 "(출혈이 있을 때) 불에 태우거나 검은색의 약은 피를 멎게 한다"고 하였다. 『내경』에서는 "피가 검은색을 만나면 멎는다는 것은 오행 이론에 따른 것이다. 검은색은 신장과 통하고, 붉은색은 심장과 통한다. 검은색은 물 기운과 통하고 붉은색은 불 기운과 통하므로 신장의 물 기운이 심장의 불 기운을 억제하는 이치에 따른 것이다"라고 하였다.

4-4.
기가 모여서 진액이 생긴다

성인이 이렇게 말하였다. "양陽 가운데서 음陰이 생기고, 음 가운데서 양이 생긴다. 기氣 가운데서 액이 생기고, 액 가운데서 기가 생긴다. 또한 액이 모여 기가 생기고, 기가 모여 액이 생긴다."_『직격서』(直格書)

정자程子가 말했다. "감괘坎卦는 수水인데, 일양一陽이 괘의 가운데에서 비롯된다. 형체가 있는 것 중 가장 먼저 나온 것이다"라고 하였다. 노재 포씨魯齋 鮑氏: 포원룡. 자는 노재. 송말원초의 학자가 말했다. "물체가 처음 생겨날 때 그 형체는 모두 물에서 시작되니, 물은 만물의 근원이다." 어떤 사람이 물었다. "하늘이 처음으로 물을 만들었다고 하는데, 그것을 증명할 수 있습니까?" 이렇게 대답하였다. "그것은 사람의 몸에서 증명할 수 있다. 먹고 싶은 마음이 들면 침이 나오고 슬픈 마음이 들면 눈물이 나오며, 부끄러운 마음이 들면 땀이 나오고 성욕으로 인해 정액이 나온다. 마음이 고요할 때는 태극太極의 상태이지만 마음이 움직이면 태극에서 양陽이 생기니, 마음이 움직이면 물이 생기는 것이다. 이로써 하늘이 처음으로 물을 만들었다는 증거로 삼을 만하다.”

「영추」에서는 “땀구멍이 열려서 새면 땀이 줄줄 흐르는데, 이것을 진津이라 한다”, “진이 많이 빠져나가면 땀구멍의 조절이 어려워지니 땀을 많이 흘리게 된다”고 하였다.

음식물을 먹으면 기가 충만해지고 윤택해지며 뼈에 스며들고, 뼈와 근육을 굴신할 수 있게 한다. 수분을 내보내 뇌수腦髓를 보익하고, 피부를 윤택하게 하는데 이를 액液이라 한다. 액이 많이 빠지면 뼈와 근육을 구부렸다 폈다 하는 것이 순조롭지 않고, 얼굴빛이 나빠지며 뇌수가 줄어들고, 다리가 시큰거리며 귀에서 소리가 자주 난다.『자생』

음식물이 입을 통해 위胃에 들어가면 그 액은 다섯 가

지로 나뉜다. 이때 날씨가 차거나 옷을 얇게 입었다면 소변과 기가 되고, 날씨가 덥거나 옷을 두껍게 입었다면 땀이 된다. 또 슬퍼하는 기운이 겹치면 눈물이 되고, 열로 위가 늘어지면 침이 된다. 사기가 속에 들어가 치밀어 오르면 기가 막혀 잘 돌아가지 못하고, 기가 잘 돌지 못하면 수창증水脹證: 체액이 위장과 피부에 정체되어 뱃속에서 물소리가 나고 가슴은 두근거리고 숨쉬기가 힘들어지는 증상이 된다. 『자생』

대장은 진津을, 소장은 액液을 주관한다. 「영추」

대장과 소장은 위의 영기榮氣를 받아서 진액을 상초로 올라가게 하고, 피모皮毛에 고루 보내기도 하며 땀구멍을 충실하게 한다. 그런데 음식을 조절하지 못해 위기胃氣가 부족해지면 대장과 소장이 받아들이는 것이 없어지기 때문에 진액이 말라 줄어든다. 이동원

『난경』에서는 "신장은 다섯 가지의 액을 주관하여 오장으로 보낸다. 액이 간으로 들어가면 눈물이 되고, 심장으로 들어가면 땀이 된다. 비로 들어가면 입 밖으로 흐르는 침이 되고, 폐로 들어가면 콧물이 된다. 신장에서는 입안에 고여 있는 침이 된다"고 하였다.

4-5.
땀은 비와 같다

『내경』에서는 "심장에서 땀이 되어 나온다"고 하였다. 또 "양이 음분陰分: 몸에서 음에 해당하는 부위에 들어가면 땀이 난다"고 하였다. 주석에는 "양기가 위로 치미는데 음기가 버티고 있으니 훈증되어 땀이 난다"고 하였다. 또 "사람의 땀은 천지간의 비雨와 같다"고 하였다.

『난경』에서는 "신장의 사기가 심장으로 들어가면 땀이 나온다"고 하였다.

심장은 군화君火이고 비위脾胃는 토土에 속하므로 습기와 열기가 서로 부딪쳐 땀이 생긴다. 이는 마치 뜨거운 불로 시루를 덥혀 증류된 술을 만드는 것과 같은 이치이다._『정전』

또 『내경』에서는 "과식하면 땀이 위에서 나오고, 놀라서 정신을 잃으면 심기心氣가 손상되니 땀이 심장에서 나온다. 무거운 것을 들고 먼 길을 가면 땀이 신장에서 나오고, 빨리 뛰거나 놀라면 간기肝氣가 손상되니 땀이 간에서 나온다. 지나치게 노력을 하여 비기脾氣가 손상되면 땀이 비장에서 나온다"고 하였다.

위기衛氣가 부족하면 땀이 많고 영혈營血이 부족하면 땀이 없다._『강목』

4-6.
때에 따라 다른 땀

자한自汗이란 깨어 있을 때 시도 때도 없이 축축하게 땀이 나는 것인데, 움직이면 더욱 심해진다. 이는 양기陽氣가 부족하기 때문이며, 위기胃氣와 관계 깊다. 치료할 때는 부족한 양기를 채워 주고, 위의 기운을 조화롭게 해야 한다._『정전』

자한에는 생강을 쓰지 않는데, 생강은 땀구멍을 열어 주기 때문이다._주단계

「영추」에서 "위기衛氣의 작용은 땀구멍을 조밀하게 하고, 열리고 닫히는 것을 관리한다"고 하였다. 그러므로 위기가 부족하면 땀구멍이 성글어지고, 열리고 닫히는 것이 관리되지 못해 땀이 많이 나오는 것이다.

도한盗汗이란 잠잘 때 전신이 목욕한 것처럼 흠뻑 젖으나 깨고 난 후 비로소 아는 것이다. 이는 음허증陰虛證에 속하는 것으로 영혈營血이 주관하니 반드시 음陰을 보하고 화火를 내려 주어야 한다. _『정전』

땀은 피를 다른 말로 부른 것이다. 「영추」에서는 "피를 많이 흘리면 땀을 내어서는 안 되고, 땀을 많이 흘리면 피를 상하게 해서는 안 된다"라고 하였다. 양기가 지나치면 몸에 열이 나고 땀은 나지 않는데, 음기가 지나치면 몸은 차고 땀이 많이 난다. 양기와 음기가 모두 지나치면 땀이 나지 않고 몸이 차다.

겨울에는 천지의 기운이 막히고, 몸안의 기혈도 감춰지니 병이 생겼더라도 땀을 많이 내어서는 안 된다. _『활인서』(活人書, 이하 '활인')

4-7.
함부로 침뱉지 말라

진인은 "늘 침을 땅에 뱉지 않도록 습관을 들여야 한다"고 하였다. 입안의 진액은 금장옥례金漿玉醴: 금장, 옥례라는 선약의 이름이며 도가에서는 침을 뜻하는 말와 같은 것이다. 하루 종일 침을 뱉지 않고 항상 입에 물고 있다 다시 삼킨다면 정기가 늘 보존되고 얼굴과 눈에 광채가 돈다. 대개 사람의 몸은 진액을 기본으로 삼는다. 피부에서는 땀이 되고, 근육에서는 피가 되고, 신장에서는 정액이 되고, 입에서는 침이 되고, 비장에 잠복하면 담痰: 진액이 한 곳에 정체되어 뭉친 증상이 되고, 눈에서는 눈물이 된다. 땀, 피, 눈물, 정액은 한번 나가면 돌이킬 수 없지만 침은 다시 돌릴 수 있다. 돌린다는 것은 생생生生의 뜻이 지속된다는 의미이다.

어떤 사람이 침을 자주 뱉은 탓에 진액이 마르고 몸

도 덩달아 시들게 되었다. 수련하는 사람을 만나 진
액을 돌리는 방법을 배우게 되었는데, 오랫동안 실천
하자 몸이 다시 윤택해졌다. _『연수서』

4-8.
눈물은 간의 액이다

『난경』에서는 "신장은 오액五液을 주관하는데, 기가 간의 경맥으로 들어가면 눈물이 나온다"고 하였다.

황제가 물었다. "사람이 슬퍼할 때 눈물과 콧물이 같이 나오는 까닭은 기운이 어떻게 되어 그런 것인가?" 이에 기백이 답하였다. "심장은 오장육부의 주인입니다. 눈은 종맥宗脈: 경맥이 모인 곳이 모이는 곳이며 상액上液: 눈물과 콧물의 통로이고, 입과 코는 기가 드나드는 문입니다. 슬퍼하거나 근심하면 심장이 움직이고, 심장이 움직이면 오장육부가 다 불안해지며, 오장육부가 불안해지면 종맥이 다 움직이고, 종맥이 움직이면 눈·코·입 등 액이 통하는 길이 열리게 됩니다. 액이 통하는 길이 열려 눈물과 콧물이 나오는 것이지

요. 인체의 진액은 정기精氣를 영양하고 구멍을 적셔
줍니다. 그런데 상액의 통로가 열리면 눈물이 멈추지
않고, 눈물이 멈추지 않으면 진액이 고갈됩니다. 진
액이 고갈되면 정기가 위로 흘러가지 못하고, 정기가
위로 흘러가지 못하면 눈이 보이지 않게 됩니다. 이
것을 '탈정'奪情이라고 합니다._「영추」

오장육부의 진액은 모두 위로 올라가 눈으로 스며드
는데, 심장에 슬퍼하는 기운이 모이면 심계心系가 긴
장된다. 심계가 긴장되면 폐엽肺葉이 위로 들리고, 폐
엽이 위로 들리면 진액이 위쪽으로 넘치게 된다. 폐
엽이 항상 들리는 것은 아니고, 기는 올라갔다 내려
갔다 하기 때문에 수액水液이 기를 따라 위쪽으로 넘
치면 입이 벌어지고 눈물이 나는 것이다.

4-9.
담과 음은 청탁이 구분된다

담痰은 진액이 열을 받아서 생긴 것이다. 진액이 열로 인해 뜨거워지면서 찐득해지고 탁해지므로 '담'이라고 한다._『단심』(丹心)

수水와 음飮은 같은 곳에서 나왔지만 이름이 다른 것이다. 비토脾土가 손상되면 마신 물이 전화轉化되지 못하고 명치 밑이나 옆구리에 몰리거나 경락으로 들어가거나 방광으로 넘치게 되는데, 종종 이로 인해 병이 생긴다._『직지』

음은 마신 물이 잘 퍼지지 못해 병이 된 것이고, 담은 화염火炎이 타올라서 병이 된 것이다. 그러므로 음의 빛깔은 맑고, 담의 형태는 걸쭉하고 탁하다. 담을 옛

처방에서는 음이라고 하고, 지금 사람들은 담이라고
하지만 실은 한 가지이다.

4-10.
십병구담(十病九痰)

담병에는 풍담風痰, 한담寒痰, 습담濕痰, 열담熱痰, 울담鬱痰, 기담氣痰, 식담食痰, 주담酒痰, 경담驚痰 등이 있다. 담병의 원인은 한 가지가 아닌데, 열로 생기는 것, 기로 생기는 것, 놀라서 생기는 것, 마실 것으로 생기는 것, 음식으로 생기는 것, 더위로 생기는 것, 냉冷에 상하여 생기는 것, 비허脾虛로 생기는 것, 술로 생기는 것, 신허腎虛로 생기는 것 등이다._『단계찬요』(丹溪纂要)

음병에는 유음留飮, 벽음癖飮, 담음痰飮, 일음溢飮, 유음流飮, 현음懸飮, 지음支飮, 복음伏飮 등이 있는데, 모두 술을 마신 다음 한사에 감촉되거나 물을 지나치게 많이 마셔 생긴다._『금궤요략』(金匱要略)

『난경』에서는 "신장이 오액五液을 주관하여 오습五濕으로 바꾼다"고 하였다. 습濕은 담을 만드는데, 담은 비장의 습으로, 기침하는 데 따라 움직여 나타난다.

담병이 갓 생겨서 가벼울 경우에는 가래가 희멀겋고 묽으며 냄새도 별로 없다. 오래되어서 병이 무거울 경우에는 가래가 누렇고 탁하며 찐득찐득하여 뭉쳐 있어서 뱉어도 잘 나오지 않고, 심하면 피가 섞여 나온다. 초기에는 머리가 아프고 열이 나며, 오래되면 일정한 주기를 두고 심한 기침이 나는데 밤이 되면 심해진다. 담으로 병이 될 때, 갓 생겨서 가벼울 경우에는 가래가 희멀겋고 묽으며 냄새도 별로 없고 맛도 담박하다. 오래되어 무거울 경우에는 가래가 누렇고 탁하며 찐득찐득하고 뭉쳐 있어서 뱉어도 잘 나오지 않고, 점차 맛이 변하여 시고 매운 맛, 비리고 노린 맛, 짜고 쓴 맛이 나기도 하며 심하면 피가 섞여 나온다. 담증은 초기에 머리가 아프고 열이 나는데, 외감 표증外感表證과 비슷하다. 오래되면 일정한 주기를 두고 심한 기침이 나는데, 밤에 더 심해져서 내상음화 內傷陰火와 비슷하다. 담음이 팔다리 마디로 왔다갔다 하면 아픈 것이 풍증風證과 비슷하다. 그러나 담증은 가슴이 더부룩하고 식사량이 줄어들지만 피부빛은 그대로이고, 맥은 활滑하면서 고르지도 일정하지도 않다._『입문』

담음으로 병이 생기면 숨이 차고 기침이 나며, 토하고 구역질이 나고, 어지럽고 풍간風癇이나 전간증癲癇證이 생기며, 놀란 것처럼 가슴이 두근거리는 증상이 있다. 혹은 신물을 토하거나 숨결이 가쁘거나, 가슴이 더부룩하거나, 부어오르거나, 추웠다 열이 났다 하거나, 아프거나 하는데 이것은 다 담실증痰實證이다._『직지』

『입문』에서는 "열 가지 병 중에서 아홉 가지는 담으로 인해 생긴다"라고 하였다.

4-11.
담음의 근본을 치료하라

『난경』에서는 "신장이 오액을 주관하여 오습五濕으로 변화시킨다"고 하였다. 습은 담을 생기게 하는데, 담이란 기침하는 데 따라 움직여 나타난 비의 습이다.

담은 비위脾胃에서 생기므로 비를 튼튼하게 하고 습기를 말려야 한다. 담은 기를 따라 위로 올라가기 때문에 기를 고르게 하는 것이 우선이고, 담을 풀어주고 이끌어주는 것이 다음이다. 기가 위로 올라가는 것은 화火에 속하는 것이니 기를 고르게 하는 것은 화를 내리는 데 있다._『의감』

비토脾土를 튼튼하게 하여 비의 습기를 말리는 것은 담음의 근본을 치료하는 것이다. 허虛한 사람이 중초에 담이 있을 경우, 위기胃氣가 그로부터 영양받으니 갑자기 담을 몰아내는 약을 써서는 안 된다. 담을 다 몰아내면 더욱 허해지기 때문이다. 담을 치료할 때에 이약利藥: 대소변을 잘 보게 하여 치료하는 약제들을 말한다을 과다하게 쓰면, 아래쪽에서 비기脾氣가 부족해진다. 이렇게 되면 오히려 담이 쉽게 생기고 많아지니 치료법은 비위를 보하고 중초의 기를 맑게 하는 데 있다. 그러면 담은 자연히 아래로 내려가게 된다. 이것이 바로 근본을 치료하는 방법이다._『단심』

5부
몸속의 중심기관,
오장육부

5-1.
오장육부란 무엇인가

『내경』에서는 "장부를 음과 양으로 나누자면, 장은 음이 되고 부는 양이 된다. 간肝·심心·비脾·폐肺·신腎의 오장은 모두 음이고, 담膽·위胃·소장小腸·대장大腸·방광膀胱·삼초三焦의 육부는 모두 양이다"라고 하였다.

「영추」에서는 "오장은 정精·신神·혈血·혼魂·백魄을 간직하고, 육부는 음식물을 소화시키고 온몸에 진액을 돌게 한다"고 하였다.

비·위·대장·소장·삼초·방광은 음식물이 저장되는 근본이고 영기가 만들어지는 곳이니 '그릇'이라고도 부른다. 이들은 음식물을 찌꺼기로 바꾸고, 오미五味를 움직여 흡수하고 배설한다.

「영추」에서 말했다. "폐는 대장과 짝을 이루는데, 대장을 전도지부傳道之府라고 한다. 심장은 소장과 짝을 이루는데, 소장을 수성지부受盛之府라고 한다. 간은 담과 짝을 이루는데, 담을 중정지부中正之府라고 한다. 비는 위와 짝을 이루는데, 위를 오곡지부五穀之府라고 한다. 신장은 방광과 짝을 이루는데, 방광을 진액지부津液之府라고 한다. 소음少陰은 신장에 속하는데, 그 경맥은 폐에 연결되니 신장은 방광과 삼초를 통솔한다. 삼초는 중독지부中瀆之府인데 물이 나가는 길과 통해 있기 때문에 방광에 속한다. 그러나 육부 가운데 유일하게 짝이 없어 '고독한 부'라고도 한다. 이것이 육부와 오장이 짝을 이루는 상황이다."

5-2.
오장의 상태는 어떻게 드러나는가

「영추」에서 말했다. "오장의 정기는 늘 얼굴의 일곱 구멍과 통한다. 폐기肺氣는 코와 통하므로 폐의 기운이 조화로우면 냄새를 잘 맡을 수 있다. 심기心氣는 혀와 통하므로 심장의 기운이 조화로우면 다섯 가지 맛을 잘 구분할 수 있다. 간기肝氣는 눈과 통하므로 간의 기운이 조화로우면 색을 잘 판별할 수 있다. 비기脾氣는 입과 통하므로 비의 기운이 조화로우면 음식물의 맛을 잘 알 수 있다. 신기腎氣는 귀와 통하므로 신장의 기운이 조화로우면 소리를 잘 들을 수 있다. 오장의 기운이 조화롭지 않으면 일곱 구멍의 기능이 상실되고, 육부의 기운이 조화롭지 않으면 기혈氣血이 뭉쳐 옹양癰瘍: 종기, 부스럼 등과 같이 피부가 허는 증상들이 생긴다."

「영추」에서는 "코는 폐에 속하니, 폐에 병이 생기면 숨이 가쁘고 콧구멍을 벌름거리게 된다. 눈은 간에 속하니, 간에 병이 생기면 눈 주변이 퍼렇게 된다. 입술은 비에 속하니, 비장에 병이 생기면 입술이 누렇게 된다. 혀는 심장에 속하니, 심장에 병이 생기면 혀가 말려들어 짧아지고, 양쪽 광대뼈 부위가 붉어진다. 귀는 신장에 속하니, 신장에 병이 생기면 양쪽 광대뼈 부위와 눈썹 사이가 검게 되고, 귀가 몹시 마르게 된다"고 하였다.

「영추」에서는 "오장이 모두 작은 사람은 몹시 초조해하며, 근심과 걱정이 많다. 오장이 모두 큰 사람은 느긋하고 근심과 걱정이 없다. 오장의 위치가 모두 높은 사람은 행동거지를 높이기 좋아하고, 오장의 위치가 모두 낮은 사람은 기꺼이 남의 밑에서 일하기를 좋아한다. 오장이 모두 튼튼하면 병을 앓지 않고, 오장이 모두 약하면 병이 떠나지 않는다. 오장이 모두 바르면 성정이 온화하여 주변의 인심을 얻는다. 오장이 모두 비뚤게 놓여 있으면 나쁜 마음을 가져 도둑질을 잘하며, 사람들과 잘 지내지 못하고 자신이 한 말을 자주 뒤집는다"고 하였다.

5-3.
오장이 병 드는 원인

황제가 물었다. "나쁜 기운이 오장에 침범하는 상황은 어떠한가?" 이에 기백이 대답하였다. "걱정하고, 근심하고, 두려워하는 감정은 심장을 상하게 합니다. 몸이 찬데 차가운 것을 마시면 폐가 상합니다. 이는 안과 바깥의 차가운 기운이 서로 감응하여 폐와 피부를 모두 상하게 하는 것입니다. 이때는 기침을 하는 등 기氣가 거슬러 오르는 병증이 나타납니다. 안과 바깥이 모두 상하면, 기의 운행이 제대로 되지 않아 몸 안에 어혈瘀血이 생기게 되지요. 혹은 크게 화를 내 간의 기운이 올라갔다 내려가지 못해 옆구리에 쌓이면 간이 상합니다. 땅에 넘어지거나, 취한 상태로 성행위를 하여 땀이 난 상태에서 바람을 맞으면 비가 상합니다. 지나치게 힘을 쓰거나 성생활을 지나치게 하여 땀이 흐르는 상태에서 목욕을 하면 신장이 상합니다.”_『내경』

『난경』에서 말했다. “경맥 자체의 원인으로도 병이 된다. 근심·걱정이 지나치면 심장이 상하고, 몸이 찬데 찬 것을 마시면 폐가 상하고, 원한과 분노가 지나쳐 기가 치밀어 올라갔다 내려오지 못하면 간이 상하고, 음식을 조절하지 못하거나 피로하면 비가 상하고, 습한 곳에 오래 앉아 있거나 성생활을 지나치게 하면 신장이 상한다. 이것이 경맥에 저절로 생기는 병이다.”

5-4.
오장의 병과 육부의 병

『난경』에서 말했다. "병을 앓을 때 따뜻한 것을 원하는 경우도 있고, 찬 것을 원하는 경우도 있다. 사람을 보고 싶어하는 경우도 있고, 사람을 보고 싶어 하지 않는 경우도 있는데, 그렇다면 장과 부 가운데 어디에 병이 든 것인가? 대답하기를, 따뜻한 것을 원하고, 사람을 보고 싶어 하지 않으면 장에 병이 든 것이다. 오장은 음에 속하기 때문에 병이 생기면 따뜻한 것을 원하고, 문을 닫고 혼자 있기를 좋아하며 말소리조차 듣기 싫어한다. 반면 육부는 양에 속하므로, 부에 병이 들면 찬 것을 원하고 사람을 보고 싶어 한다. 이것으로 오장과 육부의 병을 구별해 알 수 있다."

오장의 병은 조용히 머물러 있는 반면 육부의 병은

빠른 메아리처럼 잘 옮겨다닌다고 하였다. 오장의 병은 부위가 일정하지만, 육부의 병은 부위가 일정하지 않다._「영추」

『내경』에서는 "풍사風邪: 몸 밖에서 들어온 나쁜 기운가 몸에 침범하면 그 기세가 비바람처럼 몹시 빠르다. 따라서 병을 잘 다스리는 의사는 병이 피부 겉쪽에 있을 때 치료한다. 그 다음은 병이 피부 안쪽에 있을 때 치료한다. 그 다음은 근육과 혈맥에 있을 때 치료한다. 그 다음은 육부에 있을 때 치료하고, 그 다음은 오장에 있을 때 치료한다. 만약 풍사가 오장까지 침입했을 때 치료한다면 반은 죽고 반은 산다"라고 하였다.

『내경』에서는 "오장이 조화롭지 못한 것은 육부가 막혀 통하지 않기 때문이다"라고 하였다. 이에 대한 『오장천착론』五藏穿鑿論의 치료 원칙은 다음과 같다. "심장과 쓸개는 서로 통하기 때문에 심장의 병으로 가슴이 이유 없이 두근거릴 경우에는 쓸개를 따뜻하게 해 주면 된다. 마찬가지로 쓸개에 병이 생겨 몸을 몹시 떨거나 전광증癲狂症: 정신착란이 생겼을 경우에는 심장을 보해 주면 된다. 간과 대장은 서로 통하므로 간병일 경우에는 대장을 소통시켜야 하고, 대장병일 경우에는 간의 경락을 고르게 해주면 된다. 비와 소장은 서로 통하므로 비에 병이 생기면 소장의 뜨거운 기운을 빼주고, 소장병일 경우에는 비를 윤택하게 해주면 된다. 폐와 방광은 서로 통하므로 폐에 병이 있을 경우 방광의 물을 깨끗이 비워야 하며, 방광병에는 폐의 기운을 맑게 만들어야 한다. 신장과 삼초는 서로 통하므로 신장이 병들었을 경우에는 삼초를 조화시켜야 하고, 삼초병일 경우에는 신장을 보해 주는 것이 좋다. 이것이 오장과 육부가 합쳐져 하나가 되는 묘한 이치이다."

5-5.
간은 따뜻한 기를 퍼지게 한다

간은 두 갈래로 펼쳐진 큰 잎과 하나의 작은 잎으로 되어 있어 마치 나무의 씨가 싹터 나오는 모습과 같다. 이들은 각기 지락맥갈라진 작은 낙맥을 지녀 따뜻한 기를 퍼지게 하며, 혼魂을 간직한다. _『내경 주』

간은 장군처럼 밖을 호위하고 살피는 역할을 한다고 하였다. 눈은 간의 상태가 드러나는 구멍이므로 눈을 보면 간의 상태를 알 수 있다. 눈이 크면 간이 크고, 눈이 작으면 간도 작다. 얼굴빛이 푸르고 살결이 부드러운 사람은 간이 작고, 피부가 푸르고 살결이 거친 사람은 간이 크다. 가슴과 옆구리 부위의 발육이 좋은 사람은 간이 견고하고, 갈비뼈가 연약한 사람은 간이 무르다. 흉복부의 균형이 잘 잡힌 사람은 간이 반듯하게 놓여 있고, 갈비뼈가 한쪽으로 기울어지고 들린 사람은 간이 한쪽으로 치우쳐 있다.

간이 작으면 오장이 편안하고 옆구리 아래에 병이 생기지 않는다. 간이 크면 위胃를 누르고 식도를 압박하기 때문에 가슴이 답답하고 옆구리 부위가 아프다. 간이 견고하면 오장이 편안하고 잘 상하지 않는다. 간이 무르면 소단병消癉病: 소단은 소갈과 같은 뜻으로 당뇨병과 비슷하다이 잘 생기며 쉽게 상한다. 간의 위치가 치우쳐 있으면 간의 기운이 순조롭게 운행되지 않아 옆구리 아래가 아프다. 「영추」

피는 사람이 움직일 때 모든 경맥을 운행하고 움직이지 않을 때에는 간으로 돌아가는데, 이것은 간이 혈해血海의 역할을 하기 때문이다. 『입문』

5-6.
간과 천지의 호응관계

간은 하늘에서는 바람의 기운, 땅에서는 나무의 기운
에 해당한다. 몸에서는 힘줄, 오장에서는 간, 색에서
는 푸른색, 음音에서는 각음角音이다. 사람의 소리에
서는 부르짖는 소리, 인체의 동작에서는 쥐는 것, 사
람의 아홉 구멍 중에서는 눈, 맛에서는 신맛, 사람의
마음에서는 분노이다. 진액에서는 눈물이고, 그 기운
은 손톱에 드러난다. 냄새에서는 누린내, 괘에서는
진괘震卦, 곡식은 참깨, 가축에서는 개에 해당한다. 벌
레에서는 털 달린 것, 숫자에서는 8, 과실은 자두, 채
소는 부추가 간에 해당한다. 경맥에서는 족궐음경이
된다.『내경』

5-7.
간병의 증상과 치료

높은 곳에서 떨어져 피가 뭉친 채 몸속에 머물러 있거나, 크게 화를 내어 간의 기운이 거슬러 올라갔다가 내려오지 않아 옆구리에 쌓이면 간이 상한다. _「영추」

크게 성을 내어 기가 거슬러 올라가서 내려오지 않으면 간이 상한다. _「난경」

간이 실하면 양쪽 옆구리 아래가 아프고, 아랫배가 땅기며 성을 잘 낸다. 간이 허하면 눈이 침침하여 잘 보이지 않고, 귀가 잘 들리지 않으며 누가 잡으러 오는 것 같이 두려워한다. _「영추」

간에 병이 있으면 양 옆구리 아래가 아프면서 아랫배

까지 땅기고, 버럭 화를 잘 낸다._「소문」

간병은 여름이 되면 낫는데, 여름에 낫지 않으면 가을에는 심해진다고 하였다. 가을에 간병으로 죽지 않으면 겨울까지 아프다가 봄철에 가서야 완전히 낫는다.

간병은 하루 중 아침에는 괜찮다가 해질 무렵이 되면 심해지고 밤중에는 안정된다._『내경』

간병일 경우에는 바람을 쏘이지 않도록 해야 한다._『내경』

양반다리를 하고 앉아서 두 손을 겹친 후 허벅다리 아래 무릎 윗부분을 눌러서 서서히 몸을 푸는데 좌우로 15번씩 한다. 다시 똑바로 앉아서 양손을 깍지 끼고 뒤집어 손등이 가슴을 향하게 하여 잡아당기기를 15번씩 한다. 이것은 간에 생긴 적취積聚: 배나 가슴, 옆구리에 덩어리가 뭉쳐 솟아오른 것와 풍사風邪·독기毒氣를 없애 준다._구선(臞仙)

5-8.
심장은 오장육부의 주인이다

심장은 아직 피지 않은 연꽃과 같다. 위는 크고 아래
는 뾰족한데, 거꾸로 매달려 폐에 붙어 있다._『의방유취』
(醫方類聚, 이하 '유취')

심장의 형상은 피어나지 않은 연꽃과 같은데, 가운데
9개의 구멍이 있어 천진天眞의 기를 이끌어들이니 신
神이 깃드는 곳이다._『내경 주』

가장 지혜로운 사람은 심장에 일곱 개의 구멍과 세
가닥의 털이 있다. 지혜가 보통인 사람은 심장에 다
섯 개의 구멍과 두 가닥의 털이 있다. 지혜가 적은 사
람은 심장에 세 개의 구멍과 한 가닥의 털이 있다. 보
통 사람은 심장에 두 개의 구멍이 있고 털은 없다. 어

리석은 사람은 심장에 한 개의 구멍이 있다. 몹시 어리석은 사람은 심장에 한 개의 구멍이 있는데, 그나마도 몹시 작다. 구멍이 없으면 정신이 드나드는 문이 없다는 것이다.

심장의 일곱 개의 구멍은 북두칠성에 응하고, 세 가닥의 털은 삼태성三台星: 하늘의 궁궐인 자미원에 있는 세 쌍의 별에 응한다. 때문에 마음이 지극히 정성스러우면 하늘이 감응하지 않을 수 없다._『입문』

심장은 폐의 아래, 간의 위에 있다. 오장의 경맥은 모두 심장으로 이어져 있어 심장은 오장과 통한다. 심장의 경맥 또한 오장과 서로 연결되어 있어서 오장에 병이 생기면 심장을 먼저 침범한다. 심장의 경맥은 위쪽으로는 폐와 연결된다. 그중 한 가닥은 양쪽 폐엽의 가운데에서 뒤쪽으로 가 척추를 통해 신장으로 간다. 또 신장에서 방광을 거쳐 방광막膀胱膜의 낙맥과 함께 요도 부위까지 가는데, 이곳이 아래쪽 끝 부분이다._『입문』

피부가 붉고 살결이 부드러운 사람은 심장이 작고, 피부가 붉고 살결이 거친 사람은 심장이 크다. 명치

뼈가 없는 사람은 심장이 위쪽에 있고, 명치뼈가 작고 짧은 사람은 심장이 아래쪽에 있다. 명치뼈가 긴 사람은 심장이 견고하고, 명치뼈가 약하고 얇은 사람은 심장이 무르다. 명치뼈가 아래로 똑바르게 있고 튀어나오지 않은 사람은 심장이 반듯하게 놓여 있고, 한쪽으로 치우친 사람은 심장이 기울어 있다.

심장이 작으면 근심 때문에 병이 들기 쉽고, 심장이 크면 근심으로 병이 잘 들지 않는다. 심장이 너무 높이 있으면 폐를 압박하여 답답하면서 잘 잊어버리고, 말하는 것이 어렵다. 심장이 너무 낮게 있으면 차갑고 나쁜 기운에 쉽게 손상되며, 말만 들어도 쉽게 겁을 먹는다. 심장이 튼튼하면 오장이 안정되고 정기精氣를 잘 간직한다. 심장이 약하면 소단병과 열중熱中: 비위에 열이 치성해 혈과 진액이 소모되어 생긴다을 잘 앓는다. 심장이 반듯하게 놓여 있으면 심기가 고르고 조화로워 잘 병들지 않는다. 심장의 위치가 치우쳐 있으면 심신이 안정되지 못하여 일을 한결같이 처리하지 못하고 정신을 똑바로 붙잡기 어렵다. 「영추」

5-9.
심장과 천지의 호응관계

심장은 하늘에서는 열의 기운, 땅에서는 불의 기운에
해당하며 괘에서는 이괘離卦이다. 몸에서는 맥, 오장
에서는 심장, 색에서는 붉은색, 음에서는 치음徵音이
다. 사람의 소리에서는 웃음소리, 병변病變의 표현에
서는 근심이 된다. 사람의 아홉 구멍 중에서는 혀, 맛
에서는 쓴맛이고, 사람의 마음에서는 기쁨이다. 진액
에서는 땀이고 그 기운은 안색에서 드러난다. 냄새
에서는 탄내, 숫자에서는 7, 곡식에서는 보리, 가축에
서는 양, 벌레에서는 날개 달린 것이다. 과실은 살구,
채소는 염교에 해당된다. 경맥에서는 수소음경이 된
다._『내경』

5-10.
심장병의 증상과 치료

병을 일으키는 나쁜 기운이 심장에 있으면 가슴이 아프고 잘 슬퍼하며, 때때로 눈앞이 어질어질해져서 쓰러지기도 한다. _「영추」

심장에 열이 있는 사람은 얼굴색이 붉고, 낙맥絡脈이 피로 가득 찬다. _『내경』

가슴이 답답하고 심장 부위가 아프며, 손바닥에 열이 나고, 헛구역질을 하는 증상이 없으면 심장의 병이 아니다. _『난경』

근심과 걱정, 생각이 지나치면 심장이 상한다. _『난경』

나쁜 기운이 침범하여 정신을 불안하게 하는 것은 혈기血氣가 적기 때문이다. 혈기가 적은 것은 심장의 병에 속한다. 심장의 기운이 부족한 사람은 무서움을 잘 타고 자려고만 하며, 먼 길을 가는 꿈을 꾸고 정신이 흩어져 혼백이 제멋대로 돌아다닌다. 음기가 부족하면 전증顚證이 생기고, 양기가 부족하면 광증狂證이 생긴다._장중경

잘 잊어버리고 기억하지 못하며, 가슴이 두근거리고 불안하며, 몹시 답답하고 즐겁지 않은 것은 심장에 혈血이 부족하기 때문이다._『입문』

심장은 맥을 주관하고 맥에 신神을 머물게 하니, 심기가 허하면 슬퍼하고 실하면 웃음을 그치지 못한다._『영추』

심장병은 늦은 여름[長夏]이 되면 낫는데, 그때 낫지 않으면 겨울에는 심해진다. 겨울에 심장병으로 죽지 않으면 봄까지 아프다가 여름에 가서 완전히 낫는다.

심병은 하루 중 한낮에 괜찮다가 밤중에 심해지고 아침에는 안정된다._『내경』

심장은 늘어지는 것을 싫어하므로 신 것을 먹어 기운을 거두어들여야 한다. 주석에서는 "심장은 늘어지는 것을 싫어한다는 것은 심기가 허하다는 것이다"라고 하였다. 심기를 부드럽게 해주려면 빨리 짠 것을 먹어서 풀어준다. 또 짠 것으로 보해주고, 단 것으로 사해준다._『내경』

뜨거운 것을 먹거나 덥게 입는 것은 심장병에 좋지 않다._『내경』

똑바로 앉아서 한 손은 주먹을 쥐고 무엇을 쌓아올리듯 다른 손 주먹을 그 위에 얹고 힘을 준다. 위에 있는 주먹은 아래로 힘을 주고, 아래 있는 주먹은 위로 힘을 주되 왼손과 오른손을 번갈아 6번씩 한다. 다시 바르게 앉아서 한 손으로 다른 팔목을 누르고 눌린 손은 위로 향하여 무거운 돌을 드는 것처럼 들어올린다. 또한 양손을 깍지 끼고 발로 손바닥을 30번 밟는다. 이렇게 하면 가슴속의 풍사와 여러 병이 없어진다. 다음으로 숨을 참으면서 눈을 감고 침을 3번 삼킨 다음 이를 3번 부딪치고 마친다._구선

5-11.
비는 오장을 따뜻하게 한다

비脾는 말발굽과 비슷하다. 위의 빈 부분을 둘러싸고 있는데 이는 토土를 상징한다. 경락의 기가 그 속으로 들어가 진령眞靈의 기를 운영하니, 의意: 기억하여 잊지 않는 것가 깃드는 곳이다._『내경 주』

비는 도와준다는 뜻이 있는데, 위胃 아래에 있으면서 위를 도와 음식물을 소화시키는 기능을 한다고 하였다. 위는 받아들이는 것을 주관하고, 비는 소화시키는 것을 주관한다._『강목』

비는 무게가 두 근 석 냥*이고, 폭이 세 치이며, 길이

* 한 근은 600그램이며, 한 근은 열여섯 냥과 같다.

는 다섯 치이고, 비 주위에 흩어져 있는 기름덩어리가 반 근이다. 비장은 혈을 감싸고 있으며, 오장을 따뜻하게 하고, 의意를 간직한다._『난경』

비는 위기衛氣가 음식물을 빨리 받아들이는 일을 주관하므로, 입술과 혀의 상태를 보고 비의 좋고 나쁨을 알 수 있다.

얼굴빛이 누렇고 살결이 부드러운 사람은 비가 작고, 얼굴빛이 누렇고 살결이 거친 사람은 비가 크다. 입술이 들린 사람은 비의 위치가 높고, 입술이 아래로 처진 사람은 비의 위치가 낮다. 입술이 야무진 사람은 비가 튼튼하고, 입술은 두터운데 탄력이 없는 사람은 비가 약하다. 위아래 입술이 모두 반듯한 사람은 비가 반듯하게 놓여 있고, 입술이 한쪽으로 올라간 사람은 비가 치우쳐 있다.

비가 작으면 오장이 편안하므로 나쁜 기운에 잘 상하지 않는다. 비가 크면 허리와 옆구리 사이가 그득하고 아파서 빨리 걷기 어렵다. 비의 위치가 높으면 허리부터 옆구리까지 땅기면서 아프고, 비의 위치가 낮으면 비가 대장의 위쪽을 누르게 되므로 나쁜 기운에 쉽게 상한다. 비가 튼튼하면 바깥의 나쁜 기운에도 쉽게 상하지 않는다. 비가 약하면 소단병을 잘 앓는다. 비가 반듯하게 놓여 있으면 오장이 조화로우며, 비가 치우쳐 있으면 창만^배이 더부룩하고 답답한 증상이 자주 생긴다._「영추」

5-12.
비와 천지의 호응관계

비는 하늘에서는 습한 기운, 땅에서는 흙의 기운에
해당하며 괘에서는 곤괘坤卦이다. 몸에서는 살, 오장
에서는 비, 색에서는 황색, 음에서는 궁음宮音이다. 사
람의 소리에서는 노랫소리, 병변의 표현에서는 딸꾹
질, 사람의 아홉 구멍 중에서는 입, 맛에서는 단맛, 사
람의 마음에서는 사려思慮이다. 진액에서는 군침이고
그 기운은 입술에 드러난다. 냄새에서는 향기로운 냄
새, 숫자에서는 5, 곡식에서는 기장, 가축에서는 소,
벌레에서는 날개가 없는 것이다. 과실은 대추, 채소
는 아욱이 비에 해당된다. 경맥에서는 족태음경이 된
다. _『내경』

5-13.
비병의 증상과 치료

비가 상하면 얼굴빛이 누렇고 트림을 자주한다. 생각이 많아지고 맛있는 음식을 찾는다. 배가 그득하게 불러 오르고, 음식을 잘 소화하지 못한다. 몸이 무겁고 뼈마디가 아프다. 몸이 늘어져서 눕기를 좋아하고 팔다리를 제대로 쓰지 못하는데, 이러한 증상이 없으면 비병이 아니다._『난경』

부딪치거나 넘어진 적이 있거나, 술과 음식을 과하게 먹은 다음 성행위를 하거나, 땀이 난 상태에서 바람을 맞으면 비가 상한다._『영추』

과식하거나 힘든 일을 하거나 지나치게 힘든 일을 하면 비가 상한다._『난경』

비는 '간의대부'諫議大夫: 임금에게 잘못된 것을 고치도록 말하는 일을 하는 관직 이름와 같은 역할을 한다. 먹고 마시는 것은 사람의 큰 욕망 중 하나인데, 먹고 싶은 것이 있더라도 비가 소화시키지 않으면 감히 먹을 수 없기 때문에 '간의'라고 한 것이다._『입문』

비기脾氣가 실하면 몸이 무겁고 배가 자주 고프며, 몸이 마르고 힘이 없다. 또 걸음을 잘 걷지 못하고 경련이 자주 일어나며 아랫다리가 아프다. 비기가 허하면 배가 그득하고 뱃속이 부글거리며, 삭지 않은 설사를 하고 음식이 소화되지 않는다._「영추」

비기가 지나치면 배가 불러오르고 대소변이 잘 나오지 않으며, 비기가 부족하면 팔다리를 잘 쓰지 못한다._『내경』

비병은 가을이 되면 낫는데, 가을에 낫지 못하면 봄에는 심해진다. 봄에 비병으로 죽지 않으면 여름까지 아프다가 늦은 여름에 가서 완전히 낫는다._『내경』

하루 중 해질 무렵에는 괜찮다가 아침에 심해지며, 미시未時에는 안정된다._『내경』

비는 축축한 것을 싫어하므로 쓴 것을 먹어서 말려 주어야 한다. 비를 풀어 주려면 단것을 먹는다._『내경』

비병에는 음식을 뜨겁게 먹거나 배부르게 먹으면 안 되고, 축축한 곳에 있거나 젖은 옷을 입는 것을 피해야 한다._『내경』

편안하게 앉아서 한쪽 다리는 펴고 한쪽 다리는 구부린 다음, 양손을 뒤로 젖혔다가 앞으로 끌어당기기를 15번씩 한다. 또, 꿇어앉아서 양손으로 땅을 짚고 뒤를 돌아보는데 힘을 주어 호랑이처럼 보기를 15번씩 하면, 비장의 적취와 풍사가 없어지고 음식을 잘 먹을 수 있게 된다._구선

5-14.
폐는 오장육부의 덮개이다

폐는 사람의 어깨와 비슷한데, 두 개의 넓게 퍼진 잎과 여러 개의 작은 잎으로 되어 있다. 그 속에는 스물네 개의 구멍이 줄을 지어 있는데, 여기로 여러 장기의 맑은 기운과 탁한 기운이 드나들며 백魄을 간직한다. _『내경 주』_

폐는 사람의 어깨와 비슷하기도 하고 경쇠옥이나 돌로 만든악기 같기도 한데, 오장의 위에 걸려 있어 왕의 양산 역할을 한다. _『입문』_

폐는 오장육부의 덮개이다.

얼굴빛이 희고 살결이 부드러운 사람은 폐가 작고,

얼굴빛이 희고 살결이 거친 사람은 폐가 크다. 어깨가 크고 가슴 부위가 돌출되고 목젖이 들어간 사람은 폐의 위치가 높다. 겨드랑이 사이가 좁고 갈비뼈가 벌어진 사람은 폐의 위치가 낮다. 어깨 부위의 발육이 고르고 등이 두툼한 사람은 폐가 튼튼하고, 어깨와 등 부위가 수척한 사람은 폐가 약하다. 등과 가슴 부위가 두터운 사람은 폐가 바르게 놓여 있고, 갈비뼈가 기울어지고 엉성한 사람은 폐가 기울어져 있다.

폐가 작으면 음사飮邪: 담음의 침입이 적으니 숨이 차거나 헐떡거리지 않는다. 폐가 크면 음사의 침입이 많으니 기운이 거슬러 오르는 병에 잘 걸린다. 폐의 위치가 높으면 기운이 쉽게 거슬러 올라 어깨를 들썩이면서 숨을 쉬고 기침을 한다. 폐의 위치가 낮으면 기운이 폐를 누르므로 옆구리가 자주 아프다. 폐가 튼튼하면 기침을 하거나 기운이 거슬러 오르는 병에 걸리지 않고, 폐가 약하면 소단병을 잘 앓는다. 폐가 바르게 놓여 있으면 폐의 기운이 조화로워 나쁜 기운에 잘 손상되지 않는다. 폐가 기울어져 있으면 폐의 기운이 잘 펴지지 못해 한쪽 가슴이 늘 아프다. 「영추」

5-15.
폐와 천지의 호응관계

폐는 하늘에서는 건조한 기운, 땅에서는 금의 기운에 해당하며 괘에서는 태괘兌卦이다. 몸에서는 피부와 털, 오장에서는 폐, 색에서는 흰색, 음에서는 상음商音이다. 사람의 소리에서는 울음소리, 병변의 표현에서는 기침, 사람의 아홉 구멍 중에서는 코, 맛에서는 매운맛, 사람의 마음에서는 근심이다. 경맥에서는 수태음경, 진액에서는 콧물이고 그 기운은 털에 드러난다. 냄새에서는 비린내, 숫자에서는 9, 곡식은 벼, 가축에서는 닭, 벌레에서는 껍질이 딱딱한 것이다. 과실은 복숭아, 채소는 파가 폐에 해당된다._『내경』

5-16.
폐병의 증상과 치료

몸이 찬데 찬 것을 마시면 폐가 상한다. -「영추」

폐가 상한 사람이 지나치게 힘든 일을 하면 기침이 나면서 침에 피가 섞여 나온다. 그 맥이 세細, 긴緊, 부浮, 삭數한 경우에도 피를 토하게 된다. 이는 크게 화를 내 폐가 상하여 기운이 막혔기 때문이다. -『맥경』

폐는 기를 저장하는데, 폐기가 지나치면 숨이 차고 기침이 나며 기가 치밀어오른다. 폐기가 부족하면 숨은 제대로 쉬지만 숨결이 약해진다. -「소문」

폐기가 허하면 코가 막혀 숨쉬기 힘들고 숨결이 약해지며, 실하면 숨이 차서 헐떡이며 가슴이 갑갑해 고

개를 젖히면서 숨을 쉰다. 「영추」

폐에 사기가 실하면 기가 치밀어올라 등이 아프고 가슴이 답답하다. 허하면 숨이 차고 숨결이 가쁘며, 기침이 나면서 기가 치밀어 올라 피가 나오고, 목에서 가래 끓는 소리가 난다. 『내경』

폐에 열이 있으면 얼굴이 창백해지고 피부의 솜털이 바스러진다. 『내경』

폐에 병이 있는 사람은 숨이 차고 기침이 나며 기운이 치밀어 오른다. 어깨와 등이 아프고 땀이 나며, 꼬리뼈·음부陰部·고관절·무릎·허벅다리·종아리·정강이·발 등이 모두 아프다. 폐가 허하면 기운이 떨어지니 호흡이 곤란하여 숨결이 제대로 이어지지 않고, 귀가 잘 들리지 않으며 목이 마른다. 「소문」

폐의 병은 겨울이 되면 낫는데, 겨울에 낫지 못하면 여름에 심해진다. 여름에 폐병으로 죽지 않으면 늦은 여름까지 아프다가 가을에 가서 완전히 낫는다.

하루 중에는 해질 무렵에는 괜찮다가 한낮에는 심해

지고, 밤중에는 안정된다._『내경』

폐는 기운이 치밀어 오르는 것을 싫어하므로 쓴 것을 먹어서 기운을 내린다. 폐가 기운을 잘 수렴할 수 있도록 하려면 신맛이 나는 것을 먹는다. 신맛으로는 폐의 기운을 북돋고, 매운맛으로는 덜어낸다._『내경』

단정하게 앉아서 양손으로 땅을 짚고 몸을 움츠려 등을 구부린다. 그 다음 위를 향하여 몸을 5번 들어올리면, 폐에 들어왔던 풍사와 쌓인 피로가 없어진다. 또한 주먹을 쥐고 손등으로 등뼈 위를 좌우로 15회씩 두드리는데, 이렇게 하면 가슴 사이에 있던 풍독風毒이 없어진다. 그 다음 숨을 멈추고 눈을 감고 한참 있다가 침을 삼키고 이를 3번 맞쪼고 마친다._구선

5-17.
신장은 몸의 근본이 된다

신장은 두 개가 있는데, 붉은 팥이 서로 마주보는 것처럼 생겼고 등에 붙어 있다. 겉은 검고 기름으로 덮여 있고, 속은 희다. 신장에는 정精이 깃든다._『내경』

신장은 배꼽과 마주하고 있으며, 그 상태는 허리와 응한다. 허리는 신장의 상태를 드러내는 부위이다. 신장은 열녀처럼 후궁에 자리잡고 있는데, 두 매枚이다._『유취』

왼쪽 신장은 물의 기운이며, 오른쪽 신장은 불의 기운이다. 남자에게는 왼쪽 신장이 으뜸이 되고, 여자에게는 오른쪽 신장이 으뜸이 된다. 두 신장의 경맥이 서로 통해 아래로 내려가는데, 위로는 심장의 경맥과 통하여 하나가 된다. 이는 감괘坎卦인 북쪽과 리괘離卦인 남쪽이 물과 불의 관계로 서로 감응하는 것이다.─『입문』

신장은 다른 장과 달리 두 개이지만, 두 개 모두 신장은 아니다. 왼쪽 것만 신장이고, 오른쪽 것은 명문命門이라고 한다. 명문은 정精과 신神이 머물고 원기元氣가 연결되어 있는 곳이다. 남자는 여기에 정精을 간직하고, 여자는 여기에 포胞가 매달려 있다.─『난경』

신장은 밖을 주관하여 먼 소리를 듣게 하므로 귀를 보고 신장의 상태를 알 수 있다.

피부가 검고 살결이 부드러운 사람은 신장이 작고, 피부가 검고 살결이 거친 사람은 신장이 크다. 귀의 위치가 높은 사람은 신장의 위치가 높고, 귀가 뒤쪽 아래로 처진 사람은 신장의 위치가 낮다. 귀가 단단한 사람은 신장이 튼튼하고, 귀가 얇고 단단하지 못한 사람은 신장이 약하다. 귀의 위치가 바르면, 신장도 바르게 놓여 있다. 귀가 한쪽으로 치우쳐 높게 있는 사람은 신장도 한쪽으로 기울어져 있다.

신장이 작으면 장기가 조화로워 나쁜 기운에 잘 상하지 않는다. 신장이 크면 허리가 자주 아프고 나쁜 기운에 손상되기 쉽다. 신장이 높게 있으면 등이 아파서 구부리거나 펴는 것을 잘 하지 못한다. 신장이 낮게 있으면 허리와 엉덩이가 아프거나 호산狐疝: 창자가 음낭으로 내려왔다 들어갔다 하는 병증이 생긴다. 신장이 튼튼하면 허리와 등이 아프지 않고, 신장이 약하면 소단병이 잘 생긴다. 신장이 바르게 놓여 있으면 신장의 기운이 편안해서 잘 병들지 않는다. 신장이 한쪽으로 치우쳐 있으면 허리와 엉덩이 부위가 몹시 아프다._

「영추」

5-18.
신장과 천지의 호응관계

신장은 하늘에서는 차가운 기운이고 땅에서는 물의 기운에 해당하며, 괘에서는 감괘坎卦이다. 몸에서는 뼈, 오장에서는 신장, 색에서는 검은색, 음에서는 우음羽音이다. 사람의 소리에서는 신음소리, 병변의 표현에서는 떨리는 것, 사람의 아홉 구멍 중에서는 귀, 맛에서는 짠맛, 사람의 마음에서는 두려움이다. 경맥에서는 족소음경, 진액에서는 침이고 그 기운은 머리카락에서 드러난다. 냄새에서는 썩은 냄새, 숫자에서는 6, 곡식은 콩, 가축에서는 돼지, 벌레에서는 비늘이 있는 것, 과실은 밤, 채소는 콩잎이 신장에 해당된다._『내경』

5-19.
신장병의 증상과 치료

무거운 것을 들거나 지나친 성생활을 하고, 땀이 난 상태에서 찬물로 목욕을 하면 신장이 상한다. _「영추」

축축한 곳에 오래 앉아 있거나 물속에 오래 있어도 신장이 상한다. _「난경」

나쁜 기운이 신장에 있으면 뼈가 아프거나 음비증陰痺證이 생긴다. 음비증은 눌러보는 것으로는 알 수 없지만, 배가 불러오르고 허리가 아프며, 대변 보기가 힘들고, 어깨·등·목에 통증이 있으며, 어지럼증이 생기는 것을 말한다. _「영추」

외적 병증은 얼굴빛이 검고, 쉽게 두려워하며 하품을

자주하는 것이다. 내적 병증은 배꼽 아래 동기動氣가 있으며, 눌러보면 단단하면서 움직이지 않고 만지면 고통스러워하는 것이다. 기가 위로 치밀어 오르고 아랫배가 켕기면서 아프고, 설사가 나고 뒤가 묵직하며 발과 정강이로부터 차가운 기운이 올라오는 증상을 보인다. _『난경』

신장의 기운이 지나치면 숨이 차고 기침이 나며, 몸이 무겁고 배가 불러 오르며 정강이가 붓는다. 잠잘 때 땀이 나고 바람을 싫어한다. 신장의 기운이 부족하면 가슴, 윗배, 아랫배가 다 아프며 손끝과 발끝이 싸늘하고 마음이 울적하며 무서움을 잘 탄다. _『영추』

신장병은 봄이 되면 낫는데, 봄에 낫지 못하면 늦은 여름에는 심해진다. 늦은 여름에 신장병으로 죽지 않으면 가을까지 아프다가 겨울에 가서 완전히 낫는다. 하루 중에는 한밤중에 좋아지고, 해질 무렵에 안정되는데 진시辰時·술시戌時·축시丑時·미시未時에는 심해진다. _『내경』

신장은 건조해지는 것을 싫어하므로 매운 것을 먹어서 촉촉하게 해준다. 땀구멍을 열리게 하여 진액을 나오게 하고 기운을 통하게 한다. 신장을 튼튼하게 하려면 쓴맛이 나는 것을 먹는다. 쓴맛으로는 신장의 기운을 북돋고, 짠맛으로는 덜어낸다. _『내경』

신장에 병이 있을 때에는 불에 태운 것과 뜨거운 음식을 먹지 말고, 뜨겁게 덥힌 옷을 금해야 한다. _『내경』

단정하게 앉아서 양손을 위로 든다. 귀로부터 옆구리까지 당기도록 문지르기를 좌우로 15번씩 한다. 그리고 양손을 가슴에 댔다가 발사하듯이 쭉 펴고, 좌우로 몸 늘리기를 15번씩 한다. 일어선 다음 앞·뒤, 왼쪽·오른쪽으로 각각 10여 번 뛰면 허리와 신·방광 사이에 있던 풍사와 적취를 없앨 수 있다. _구선

5-20.
결단하는 힘은 담에서 나온다

담은 색이 검고 매달려 있는 박과 같은 모습인데, 간의 짧은 잎 사이에 붙어 있다. 무게는 두 냥 세 수鉄: 한냥의 1/24이고 정즙精汁 세 홉을 담고 있으며 드나드는 구멍은 없다._『입문』

간의 남은 기운은 담으로 들어가고, 가득 차서 모이면 맑은 즙이 된다. 안으로는 정즙을 저장하여 새지 않게 하고, 밖으로는 사물이 비치어 밝으니 청정지부淸淨之腑라 하는데 눈과 통한다._『맥결』(脈訣)

담은 금의 기운에서 생기는데, 금의 기운은 굳셈을 주관하므로 결단하는 힘이 담으로부터 나온다. 사람의 품성이 강직하고 바르며, 결단을 잘 내리고, 의심과 사심이 없는 것은 이러한 담의 기운이 바르기 때문이다._『입문』

간은 손발톱과 응한다. 손발톱이 두껍고 누런빛이 나면 담이 크다. 손발톱이 얇고 붉은빛이 나면 담이 작다. 손발톱이 단단하고 푸른빛이 나면 담이 켕겨 있고, 손발톱이 단단하지 않고 붉은빛이 나면 담이 늘어져있는 것이다. 손발톱이 반듯하고 흰빛이 나면서 손톱 각피에 주름이 없으면 담의 기운이 고른 것이다. 손발톱이 반듯하지 않고 검은빛이 나면서 손톱 각피에 주름이 많으면 담의 기운이 뭉쳐 있는 것이다._「영추」

5-21.
담병의 증상과 담을 튼튼하게 하는 방법

담은 용감함을 주관하는데 크게 놀라거나 두려워하면 담이 상한다.

얼굴빛이 창백해지는 이유는 담이 두려움을 받은 것이다. _자화(子和)

담에 병이 들면 한숨을 잘 쉬고 입맛이 쓰며 쓴물을 토한다. 가슴이 울렁거리면서 누가 잡으러오는 것처럼 두려워하는데, 목에 무엇이 걸린 것 같고 침을 자주 뱉는다. _「영추」

담병의 증상으로는 흔히 오한과 발열이 있다. _「입문」

편안하게 앉아서 양 발바닥이 서로 닿도록 마주한 다음 머리를 위로 든다. 두 손으로 발목을 끌어당겨서 아래위로 15번 흔든다. 책상다리를 하고 앉은 다음 두 손으로 바닥을 짚는다. 바닥을 짚고 몸을 든 다음 허리와 척추에 15번 힘을 준다. 이렇게 하면 담에 있는 풍독과 사기를 없앨 수 있다._구선

5-22.
위는 오장육부의 바다이다

위胃는 시장과 같다. 주석에서는 "위에는 다섯 가지 맛을 가진 음식이 모두 들어가기 때문에 시장처럼 온갖 것이 섞이니 '시장과 같다'는 것이다"라고 하였다._『내경』

위를 '큰 창고'라고도 하고, '밥통'이라고도 하는데 음식물은 서 말 다섯 되*를 받아들인다. 보통 사람은 하루 두 번씩 화장실에 가는데, 한 번에 두 되 반씩 하루 다섯 되를 내보낸다. 그러므로 칠 일이면 서 말 다섯 되를 내보내게 되니 위 속에 남아 있는 음식물이 모두 없어진다. 보통 사람이 음식을 이레 동안 먹지

* 한 말은 약 18리터로, 열 되, 백 홉과 같다.

않으면 죽는다는 것은 위 속의 음식물과 진액이 없어지기 때문이다. 『입문』

사람은 음식물로부터 기氣를 얻고, 음식물이 모이는 곳이 위다. 위는 음식물을 받아들여 기혈을 만드는 바다와 같다. 바다의 물이 구름이 되어 천하를 누비는 것처럼, 위에서 만들어진 기혈은 경수經隧를 통해 온몸을 운행한다. '경수'는 오장육부를 연계시키는 경맥이다. 『영추』

위는 오장육부의 바다 같은 곳이다. 음식물은 위로 먼저 들어가고, 오장육부는 위가 만들어 낸 정미로운 기를 받는다. 오미五味는 각각 좋아하는 곳으로 가는데, 신맛은 먼저 간으로 간다. 쓴맛은 먼저 심장으로 가고, 단맛은 먼저 비로 간다. 매운맛은 먼저 폐로 가고, 짠맛은 먼저 신장으로 간다. 곡기穀氣와 진액이 운행되고, 영기榮氣와 위기衛氣가 잘 통해야 대변이 될 찌꺼기가 만들어져 차례로 배출된다. 『영추』

위는 음식물이 모이는 바다와 같고, 비는 음식물을 소화시키는 기관이다. 수액이 경맥으로 들어가야 피가 생기고, 곡물이 위로 들어가야 맥도脈道가 운행된다. 혈은 잘 길러야 하고, 위기衛氣는 따뜻해야 한다. 혈이 따뜻하고 위기가 고르면 타고난 수명을 다할 수 있다._『입문』

음식물이 위에 들어가면 위는 가득 차고, 장은 비게 된다. 먹은 것이 소화되면 장은 가득 차고, 위는 비게 된다. 가득 찼다 비고, 비었다 가득 차기 때문에 기운이 잘 오르내리게 되어 병이 생기지 않는다._『영추』

위는 음식을 받아들이는 곳으로, 얼굴이 넓고 목이 굵으며 가슴이 넓으면 음식물을 잘 담을 수 있다.

위의 상태는 팔과 정강이 뒤에 뭉쳐 있는 군살에 드러난다. 군살이 단단하고 크면 위가 두툼하다. 군살이 빈약하면 위도 얇다. 군살이 작고 빈약하면 위가 튼튼하지 못하다. 군살이 단단하지 않으면 위가 늘어져 있다. 군살이 몸과 걸맞지 않으면 위가 처진 것이다. 위가 처지면 위의 아래쪽 통로가 좁아지니 음식물이 잘 내려가지 않는다._『영추』

5-23.
위병의 증상과 치료

평상시보다 음식을 배로 먹으면 위와 장이 상한다._
『내경』

위가 상하면 식욕이 없고 가슴과 배가 더부룩하면서
아프다. 구역질, 딸꾹질, 트림이 나고 속이 메스꺼우
면서 신물이 올라온다. 또 얼굴빛이 누렇게 되고 몸
이 여윈다. 몸이 노곤해서 눕기를 좋아하고 설사를
자주한다._이동원

위에 병이 있으면 배가 그득하게 부르고 명치 부위가
아프다. 양쪽 옆구리가 치받치고, 가슴과 목구멍이 막
혀 통하지 않으며, 음식이 잘 내려가지 않는다._「영추」

음식이 내려가지 않고 가슴이 막혀 통하지 않는 것은 사기가 위에 있기 때문이다. _「영추」

위와 연결된 경맥이 실하면 배가 불러오르고, 허하면 설사를 한다. _『내경』

위 속의 원기元氣가 왕성하면 음식을 잘 먹고, 시간이 지나도 배고프지 않으며 위가 잘 상하지 않는다. 비위의 기가 모두 왕성하면 잘 먹고 살이 찌지만, 비위의 기가 모두 허약하면 잘 먹지 못하고 여윈다. 적게 먹어도 살이 찌는 경우가 있는데, 이때는 살이 쪄도 팔다리에 힘이 없다. _이동원

사람은 나무와 같은 뿌리가 없으니 물과 음식을 먹어 생명을 이어 나간다. 비위는 토土에 속하고 음식물을 받아들이는 것을 주관하니, 비위는 사람에게 있어 뿌리가 된다. _『단심』

음식을 담박하게 먹으면 정신이 편안하고 기운이 맑아진다. _『회춘』(回春)

위병의 치료법은 음식의 양을 알맞게 조절하고, 음식

의 차고 더운 것을 적절하게 하는 것이다. 마음을 깨
끗이 하고 잡생각을 줄여 진기眞氣가 회복되기를 기
다린다._이동원

5-24.
소장은 맑은 것과 탁한 것을 나눈다

소장의 길이는 석 장 두 척이다. 둘레는 두 치 다섯 푼, 직경은 여덟 푼 반이 조금 못 되며, 무게는 두 근 열네 냥이다. 배꼽 있는 곳에서부터 왼쪽으로 돌아 열여섯 번 구부러져 있다. 그 안에는 곡물 두 말 넉 되와 물 여섯 되 세 홉 반 남짓을 담을 수 있다. 「영추」

소장은 등뼈에 붙어 있고, 배꼽에서부터 왼쪽으로 첩첩이 돌아 아래쪽으로 내려간다. 「영추」

위에서 음식물을 부숙腐熟하면, 그 찌꺼기가 위의 하구下口에서 소장의 상구上口로 들어가며, 소장의 하구에서 청탁淸濁이 구별된다. 수액水液은 방광의 상구로 들어가고, 찌꺼기는 대장의 상구로 들어간다. 『난경』

에서는 "소장과 대장이 만나는 곳을 난문_{闌門}이라 한다"라고 하였다. 이는 이곳을 관문_{關門}으로 하여 나누어지는 것을 뜻하는 것이다.『입문』

입술은 두껍고 인중은 길어야 하는데, 이것을 보고 소장의 상태를 알 수 있다. 심장은 밖으로는 혈맥과 통하고, 안으로는 소장과 통한다. 그래서 피부가 두툼하면 맥이 세게 뛰고 소장도 두툼하다. 피부가 얇으면 맥이 약하게 뛰고 소장도 얇다. 피부가 늘어져 있으면 맥도 늘어지는데, 이런 사람의 소장은 굵고 길다. 피부가 얇고 맥이 약하게 뛰는 사람은 소장이 가늘고 짧다. 제양경맥_{諸陽經脈} 밖으로 보이는 혈맥이 누렷하게 솟은 사람은 소장의 기가 뭉친 것이다.「영추」

5-25.
소장병의 증상과 치료

위나 소장에 정기正氣가 부족하면 배에서 몹시 소리
가 난다.

소장병의 증상은 아랫배가 아프고, 허리뼈에서 음낭
으로 땅기는 듯하며, 때때로 노채증勞瘵證: 결핵이 있은
후에 귀 앞에 열이 나는 것이다._「영추」

소장의 기가 실조되면 설사가 난다._「내경」

소장에 기운이 몰리면 아랫배가 아프다. 소장에 피가
몰리면 소변이 잘 나오지 않고, 소장에 열이 몰리면
음경이 아프다._「입문」

소장은 심장과 짝이 되는 부이니, 소장에 병이 있으면 잘 통하게 해주어야 한다. 도적산導赤散과 적복령탕赤茯苓湯을 약으로 쓴다.

5-26.
대장은 넓은 통로이다

대장을 '회장'廻腸 혹은 '광장'廣腸이라고 한다. 그 길이
는 두 장 한 척이고 둘레는 여덟 치이며, 직경은 두 치
반이고, 무게는 두 근 열두 냥이다. 이것은 오른쪽으
로 첩첩이 16차례 구부러져 있고, 그 속에 곡물 두 말
과 물 일곱 되 반이 담길 수 있다._『난경』

장위腸胃가 시작되는 곳에서부터 끝나는 곳까지의 길
이는 여섯 장 네 치 네 푼인데, 32차례 구부러져 있다.
장위가 합쳐서 받아들일 수 있는 음식물의 양은 여덟
말 일곱 되 여섯 홉 남짓이다._『난경』

대장은 등뼈 쪽에 붙어 있고 소장의 찌꺼기를 받아들
이는데, 배꼽의 오른쪽으로 구부러져 첩첩이 겹쳐 있

고, 위아래에 큰 주름이 있으며, 대장의 아래 끝부분은 항문과 연결된다._『입문』

대소장계大小腸系는 횡격막 아래서 등뼈와 심장·신장·방광을 이어주며, 지막脂膜과 근락筋絡이 퍼져 대소장을 싸고 있다. 작은 혈맥들은 대소장과 방광에 얽혀 있는데, 이는 기혈과 진액이 흘러다니는 길이다._『입문』

대장은 코의 길이로 드러나는데, 콧대가 길면 대장도 길다. 폐는 바깥으로는 피부와 통하고 안으로는 대장과 통하니 피부를 보고도 대장의 상태를 알 수 있다. 피부가 두꺼우면 대장이 두껍고, 피부가 얇으면 대장도 얇다. 피부가 늘어져 있고 뱃속이 넓으면 대장이 굵고 길며, 피부가 수축되어 있으면 대장이 가늘고 짧다. 피부가 매끈하면 대장이 곧다._「영추」

5-27.
대장병의 증상과 치료

대장병에 걸리면 뱃속이 끊어질 듯이 아프면서 꾸르
륵꾸르륵 소리가 난다. 이런 상황에서 겨울철 차가운
기운을 맞으면 곧 설사가 나고 배꼽 부위가 아프며,
오랫동안 서 있지 못한다. 「영추」

배가 아프면서 꾸르륵거리는 소리가 나고, 가슴으로
기가 치밀어 올라서 숨이 차며, 오랫동안 서 있지 못
하는 것은 사기가 대장에 있기 때문이다. 「영추」

장 속에 한기가 있으면 배에서 소리가 나고, 삭지 않
은 설사를 하며, 장 속에 열기가 있으면 누런 죽 같은
것을 설사한다. 「영추」

장비腸痹: 대소장의 기가 막혀서 생기는 비증痺證일 때의 증상은
물을 자주 마시지만 소변이 잘 나가지 않고, 뱃속이
숨이 차듯 답답하면서 부글거리고 때때로 삭지 않은
설사가 나는 것이다._『내경』

대장이 허하면 배에서 꾸르륵거리는 소리가 난다. 또
한 한기와 부딪쳐도 꾸르륵거리는 소리가 난다._『입문』

황제가 물었다. "위는 뜨거운 것을 싫어하고 차가운
것을 좋아하는 반면, 대장은 차가운 것을 싫어하고
뜨거운 것을 좋아한다. 이 둘의 성질이 조화롭지 못
하게 되는데 어떻게 조화시켜야 하는가?" 이에 기백
이 대답하였다. "이를 조화시키려면 음식의 온도와
옷 입는 것을 때에 맞게 해야 합니다. 음식을 따뜻하
게 먹되 너무 뜨거우면 안 되고, 시원하게 먹되 너무
차면 안 됩니다. 땀이 나도록 덥게 입어서는 안 되고,
오싹할 정도로 춥게 입어서도 안 됩니다. 이를 적절
히 하면 나쁜 기운이 몸 안에 침입하지 못할 것입니
다."_「영추」

5-28.
방광은 물을 받아들인다

방광은 비어 있어서 물을 받아들이니 진액지부가 된다. 위에는 구멍이 있으나 아래에는 구멍이 없으므로 기해氣海: 배꼽에서 3~5cm 아래 있는 혈자리로, 기운이 모이는 바다라는 뜻의 힘을 받으면 소변이 잘 나오고, 기해의 힘을 받지 못하면 막혀서 잘 나오지 못한다._『난경』

수액은 소장에서 구별되어 방광으로 스며들고, 포의 기운이 그것을 변화시켜 오줌으로 만들어서 내보낸다._『내경』

콧구멍이 밖으로 뒤집어져 있으면 방광이 튼튼하지 못해 소변이 샌다.

신장은 뼈와 응한다. 살결이 부드럽고 피부가 두꺼우면 삼초와 방광이 두껍고, 살결이 부드럽고 피부가 얇으면 삼초와 방광이 얇다. 땀구멍이 성글면 삼초와 방광의 기운이 느슨하고, 피부가 팽팽하고 털이 없으면 삼초와 방광의 기운이 빠르다. 털이 굵고 고우면 삼초와 방광의 기운이 고르고, 털이 듬성듬성하면 삼초와 방광의 기운이 엉겨 있다. -「영추」

5-29.
방광병의 증상과 치료법

방광병이 있으면 아랫배만 부으면서 아픈데, 그곳을 손으로 누르면 곧 소변이 나올 것 같으나 잘 나오지 않는다. 방광경맥膀胱經脈이 지나는 어깨 부위에 열감이 있고 낙맥絡脈이 푹 꺼진 듯하며, 새끼발가락의 바깥쪽과 종아리 뒤에 열이 난다. 「영추」

방광이 소변을 잘 내보내지 못하면 융병癃病: 소변이 정체되어 잘 나오지 않는 증상이 되고, 소변이 나가는 것을 막지 못하면 유뇨증遺尿證: 무의식 중에 소변이 나오는 증상이 된다. 『내경』

방광에 병이 있는데 아랫배 부위에 열이 맺히면, 아랫배가 몹시 그득하여 괴롭고 방광이 뒤틀리니 소변이 제대로 나오지 않아 미친 것처럼 날뛰게 된다. 아랫배 부위가 차가우면 습담습한 기운이 담이 되어 쌓인 것이 위쪽으로 넘치므로 침이 많이 나오고 오줌이 방울방울 떨어지거나 오줌을 지리게 된다. _『입문』

5-30.
삼초는 기운을 통솔한다

심장과 폐에 상초上焦가 없다면 어떻게 영기榮氣와 위기衛氣를 주관할 것이며, 비위에 중초中焦가 없다면 어떻게 음식물을 부숙시킬 것이며, 간과 신장에 하초下焦가 없다면 어떻게 진액을 소통시킬 수 있겠는가? 삼초三焦는 형체는 없지만 작용을 지녀 모든 기운을 통솔한다. 삼초는 음식물의 길이며 기가 생성되고 소통되는 곳이다._『입문』

삼초란 몸통의 빈곳을 가리키는 말인데, 장위腸胃까지 포함하여 맡은 총사總司이다. 횡격막을 기준으로 위쪽을 상초라 하고, 횡격막 아래에서 배꼽 위까지를 중초라 하며, 배꼽 아래를 하초라 하는데, 이를 통틀어 '삼초'라 한다._『정전』

상초는 안개와 같고, 중초는 거품과 같으며, 하초는 도랑물과 같다._「영추」

상초는 양기陽氣로 피부와 살 사이를 따뜻하게 만드는데, 안개나 이슬이 젖어드는 것과 같아 안개 같다고 한 것이다. 중초는 음식물의 오미五味를 변화시켜 정미로운 것을 폐로 올려 보내 혈이 되게 하고, 경맥 속을 돌게 하여 오장과 온몸을 자양하는 작용을 하므로 거품 같다고 한 것이다. 하초는 대소변을 때에 맞게 내려보내는데, 나가게만 하고 거두어들이지 않는다. 열어서 통하게 하거나 닫아서 막는 작용을 하므로 도랑 같다고 한 것이다._『입문』

상초가 안개와 같다는 것은 기를 말하는 것이고, 하초가 도랑물과 같다는 것은 혈을 말하는 것이며, 중초는 기와 혈이 나누어지는 곳이다._이동원

5-31.
삼초병의 증상과 치료

콧대의 가운데가 튀어나오면 삼초의 기운이 맺혀 있는 것이다. 「영추」

삼초에 병이 있으면 복부에 기가 가득 차고 아랫배가 더욱 단단해지며, 소변을 보지 못한다. 병이 심해져 소변을 못 보게 되면 수액이 넘쳐 복부에 머무르게 된다. 「영추」

아랫배가 붓고 아프면서 소변을 보지 못하는 것은 사기가 삼초에 머물러 막혔기 때문이다. 「영추」

상초는 안개와 같으니 안개가 흩어지지 않으면 몹시 숨이 차다. 이는 상초가 기운을 내보내기만 하고 받아들이지 못하기 때문이다. 중초는 거품과 같은데, 거품이 없어지지 않으면 유음留飮: 물이 명치 밑에 머물러 있고 등에는 손바닥 크기만 한 냉기가 있는 증세로, 여덟 가지 음병 중 하나이 되고, 유음이 오랫동안 흩어지지 않으면 뱃속이 그득해진다. 이는 중초가 위로 받아들이지도 아래로 내보내지도 못하기 때문이다. 하초는 도랑과 같으니, 도랑이 막혀 흐르지 못하는 것처럼 되면 그득하게 붓는다. 이는 하초가 위에서 받아들이기만 하고 아래로 내려보내지 못하기 때문이다. _해장(海藏)

『내경』에서는 "삼초는 결독지관決瀆之官: 몸안의 물을 관장하는 기관이라는 뜻으로, 전신의 수도水道가 통하는 것을 주관한다"라고 하였다. 삼초는 상초·중초·하초로 된 음식물의 길이니 삼초에 병이 있을 경우에는 대소변을 잘 나오게 해야 한다.

5-32.
포는 생명의 뿌리이다

포는 '적궁'赤宮이라고도 하고, '단전'丹田이라고도 하며, '명문'明門이라고도 부른다. 남자는 정精을 저장했다 내보내고, 여자는 포를 통해 잉태하게 되니 포는 태어나고 자라나는 근본이다. 이것은 오행에 속하지 않으니 수水도 아니고 화火도 아니다. 이것은 천지를 다른 이름으로 부른 것이며, 땅이 만물을 기르는 모습을 본뜬 것이다._이동원

포는 부인의 태가 있는 곳으로 '자궁'子宮이라고도 하고 '포문'胞門이라고도 부른다._이동원

포는 일명 단전, 또는 관원關元이라고도 하는데, 관원은 혈의 이름이다. 배꼽 아래로 세 치 되는 곳에 있

고 그 둘레는 네 치다. 신장 사이의 등뼈에 붙어 있는
데 왼쪽은 푸른색, 오른쪽은 흰색, 위쪽은 노란색, 아
래쪽은 검정색이며 가운데 붉은 것이 포이다. 세 치
[三寸]는 해·달·별의 빛을 본받은 것이고, 네 치[四寸]
는 사계절을 본받은 것이다. 다섯 가지 색은 오행을
본받았다. 양쪽 신장 사이를 큰 바다라고 하는데, 여
기에 기혈氣血이 저장된다. 그래서 '대중극'大中極이라
고도 하는데 몸의 위아래와 네 방향에서 가장 중심이
된다는 뜻을 취한 것이다._『자생』

포는 일명 자궁이라 한다. 포에 차가운 기운이 있으
면 아이를 낳지 못한다._장중경

5-33.
월경은 달이 차고 기우는 것과 같다

충맥衝脈: 피가 모이는 곳과 임맥任脈: 임신을 주관하는 곳은 모두 포의 가운데서 시작하여 뱃속 위로 순행하는데 경락이 모이는 곳이다.—「영추」

충맥은 혈이 모이는 곳이 되어 모든 경맥이 다 모여든다. 그런데 남자는 운행하게 되어 있고, 여자는 정지하게 되어 있다. 남자는 운행하게 되어 있으니 쌓이는 것이 없고, 여자는 정지하게 되어 있으니 쌓이게 된다. 가득 찼던 것이 때맞추어 넘쳐 나오는 것을 '월신'月信, 즉 월경이라고 하는데, 이것은 달이 차면 이지러지는 것을 비유한 것이다.—「강목」

『내경』에서는 "여자는 열네 살이 되면 천계天癸가 이

르러 임맥이 통하고, 태충맥太衝脈이 왕성해지면서 월경이 때맞춰 나오므로 자식을 낳을 수 있게 된다"라고 하였다. 왕빙은 주석에서는 이렇게 말했다. "계癸라는 것은 임계壬癸를 말하는 것으로서, 북방수北方水에 해당하는 천간天干의 이름이다. 임맥과 충맥은 다기경맥奇經脈이다. 충맥과 임맥이 잘 통하면 경혈經血이 점차 왕성해져서 제 날짜에 월경을 하게 된다. 이때 천진天眞의 기가 내려와 더불어 종사하므로 '천계'라고 한다. 충맥은 피가 모이는 곳이고, 임맥은 자궁과 태를 주관한다. 이 두 가지가 서로 연관되어야 임신을 할 수 있다. 월사月事는 기가 고르면, 항상 30일에 한 번씩 월경하는 것을 말한다. 그러므로 월경 날짜가 일정하지 않은 것은 병이 있기 때문이다."『부인대전양방』(婦人大全良方, 이하 '양방')

여자는 열네 살에 월경이 시작되고 마흔아홉 살에 월경이 없어진다. 초경이 빠르면 조숙早熟하고, 초경이 늦으면 만숙晩熟하다. 월경을 제대로 하면 음양이 화합하여 통하니 비로소 자식을 낳을 수 있다. 월경이 시작되는 나이는 14세가 적절한데, 20세가 되도록 월경이 없으면 바람 앞에 놓인 촛불과 같아서 병이 생기면 곧 죽는다. 산다 하더라도 백 명 중에 한 명도 안 되며, 평생 동안 병이 끊이지 않아 하루도 편할 날이 없다. 석 달에 한 번씩 하는 것은 괜찮지만, 일 년에 한 번씩 하는 것은 아주 좋지 않다. 또한 월경을 제대로 하지 못하면 만년에 이상한 병이 생기는데 치료하기 어렵다. _『득효』

5-34.
월경의 상태와 색

경수經水는 음혈이며, 음은 반드시 양을 따르니 화火의 색을 띤다. 혈은 기의 짝이니 기가 뜨거우면 혈도 뜨겁고, 기가 차가우면 혈도 차갑다. 기가 올라가면 혈도 올라가고, 기가 내려가면 혈도 내려가며, 기가 엉기면 혈도 엉기고, 기가 막히면 혈도 막히며, 기가 맑으면 혈도 맑고, 기가 흐리면 혈도 흐리다. 흔히 월경 때 핏덩어리가 보이는 것은 기가 엉겼기 때문이다. 월경을 하려고 할 때 아픈 것은 기가 막혔기 때문이다. 월경이 끝난 후에 아픈 것은 기혈이 다 허하기 때문이다. 월경색이 연한 것은 기혈이 허해 물이 섞였기 때문이다. 월경이 제 날짜에 나오지 않는 것은 기가 손상되었기 때문이다. 월경색이 자줏빛을 띠는 것은 기에 열이 있기 때문이고, 검은빛을 띠는 것은 열이 심하기 때문이다. 요즘 사람들은 오직 자줏빛과 검은 빛, 아픈 것과 덩어리진 것만을 보고 풍랭風冷이 있기 때문이라고 하면서 성질이 따뜻하거나 뜨거운 약을 쓰기 때문에 화를 입게 된다._『단심』

심장은 혈을 주관하니 월경색이 붉은 것을 정상으로 본다. 만약 날짜가 맞지 않아도 색이 정상이면 월경을 고르게 하기 쉽다._『입문』

5-35.
월경이 고르지 못할 때

"부인의 월경량이 이전보다 줄어든 까닭은 무엇입니까?" 이에 스승이 답하였다. "앞서 설사를 하였거나 땀을 흘렸거나 소변을 많이 보면 진액이 적어지니 월경량이 줄어드는 것이다. 월경량이 이전보다 더 많아지면 반드시 고통스럽고 피곤한데, 이렇게 되면 대변이 굳어지고 몸에는 땀이 나지 않을 것이다."_『맥경』

월경이 나오지 않는 것은 포맥胞脈이 막혔기 때문이다. 포맥은 심장에 속하며 아래로는 자궁과 연결되어 있는데, 기가 위로 치밀어 올라 아래로 내려오지 못하면 월경이 나오지 않는다._『단심』

소장에 있던 열이 대장으로 옮겨 가면 복가伏瘕: 아랫배

속에 덩어리가 생겨 만져졌다 안 만져졌다 하는 증상가 생기고 월경이 나오지 못하게 된다. 왕빙의 주석에서는 "피가 막혀서 잘 돌지 못하면 월경이 잘 나오지 않는다"고 하였다. _『내경』

『내경』에서는 "이양二陽: 수양명대장경과 족양명위경의 병이 심장과 비에 옮아 가면 은곡隱曲하지 못하니, 여자는 월경이 나오지 않을 수도 있다"라고 하였다. 충맥과 임맥은 경락이 모이는 곳으로, 수태양소장경이나 수소음심경과 표리 관계에 있다. 충맥과 임맥의 기가 왕성해야 월경이 제때 나온다. 만일 지나치게 근심하거나 생각하여 심장이 상하면 피가 잘 생기지 않는다. 비脾는 심장의 아들격인데, 비가 심장으로부터 영양받지 못하면 식사량이 줄고, 피가 생기는 근원이 말라서 월경이 중단되거나 고르지 않게 된다. 따라서 심장은 기혈을 주관하고, 비위는 기혈의 근본이 된다는 것을 알아야 한다. _『입문』

월경이 중단되어 나오지 못하는 원인은 세 가지이다. 첫째, 위가 약해져서 몸이 여위고 기혈이 쇠약해져 진액이 생겨나지 못해서 월경이 중단된 것이다. 이를 혈고血枯로 중단되었다고 하는데, 이것은 중초에 있는 위胃에 열이 뭉쳐 있기 때문이다. 둘째, 심포맥心包脈이 홍삭洪數: 홍수가 난 것처럼 맥이 힘 있고 빠르게 뜀하면서 때로 급하게 뛰고, 대소변이 잘 나오지 않으면서 월경이 중단된 것은 혈해血海가 마른 것이다. 이것은 하초에 있는 포맥胞脈에 열이 뭉쳐 있기 때문이다. 셋째, 정신적인 고통으로 심화心火가 올라와 월경이 나오지 않는 경우가 있다. 이는 포맥이 막힌 것으로 상초에 있는 심장과 간, 폐에 열이 뭉쳐 있기 때문이다._이동원

살아가면서 처녀와 총각이 서로 마음속으로 그리워하고, 생각을 지나치게 하면 노곤해지면서 몸이 점차 쇠약해지는데, 남자는 안색이 먼저 나빠지고, 여자는 월경이 먼저 중단된다. 지나치게 근심하거나 생각하면 심장을 상하게 하여, 혈이 치밀어 오르거나 고갈되므로 안색이 먼저 나빠지고 월경이 먼저 중단되는 것이다. 또한 심장에 병이 생겨 비脾를 잘 영양하지 못하면 음식을 좋아하지 않게 되고, 비가 허하면 폐가 약해지므로 기침이 난다._『양방』(良方)

낭송Q시리즈 동청룡
낭송 동의보감 내경편

6부
타자들의 공동체,
꿈에서 똥까지

6-1.
꿈은 병이다

옛날에 진인은 잠을 자면서 꿈을 꾸지 않았다. 진인이 꿈을 꾸지 않는 것은 자면서도 정신이 온전하게 보존되기 때문이다. _『정리』(正理)

정현鄭玄이 말하였다. "혼이 작용하여 코와 입으로 호흡하고, 백이 작용하여 눈과 귀로 보고 듣는다. 음양으로 보자면 코와 입은 양이 되고, 눈과 귀는 음이 된다. 이목구비는 양이 되고, 장부는 음이 된다. 양기는 양분陽分을 스물다섯 번 도는데, 양기가 몸의 바깥쪽에서 운행하는 동안, 이목구비가 이 기운을 받으니 지각하고 깨어 있다. 양기가 몸의 안쪽에서 운행하는 동안, 이목구비가 이 기운을 받지 못하니 지각하지 못하고 잠들게 된다. 그러니 잘 듣고 잘 보는 것이 어찌 양기의 작용이 아니겠는가?"_『입문』

심장은 정신과 통하므로 심장의 기운이 지나치면 근심하거나 놀라거나 괴상한 꿈을 꾼다. 반면 심장의 기운이 부족하면 혼백이 들떠서 많은 꿈을 꾼다. 이때는 별리산別離散·익기안신탕益氣安神湯을 쓴다._『입문』

어떤 부인이 늘 귀신과 교접하는 꿈을 꾸고, 이상할 정도로 놀라고 두려워했다. 꿈에 성황당, 무덤, 배와 다리가 보였는데 이와 같이 15년 동안 지내며 임신을 하지 못하였다. 여러 가지로 치료했지만 효과가 없었다. 대인戴人이 이를 보고 말하였다. "양화陽火는 상초에서 성하고, 음수陰水는 하초에서 성한 법입니다. 그런데 귀신이 보인다는 것은 음기의 활동이고, 성황당은 음이 있는 곳이며, 배와 다리는 수기水氣가 작용한 탓이지요. 그리고 양손의 촌맥을 보니 맥이 다 침沈하고 복伏한데, 이것으로 보아 가슴속에 담실증痰實證이 있다는 것을 알 수 있습니다." 이에 세 번 토하게 하고, 세 번 설사시키고, 세 번 땀을 내었더니 열흘이 되지 않아 꿈이 없어지고, 한 달이 되지 않아 임신이 되었다._자화

6-2.
지나친 기운은 꿈을 꾸게 한다

황제가 물었다. "음사淫邪가 몸에서 흩어져 넘쳤을
때 꿈을 꾸는 이유는 무엇인가?" 기백이 대답하였다.
"정기正氣와 사기邪氣가 밖에서 안으로 침입하면 고정
된 자리가 없어 내장에 침투하면서 자리를 잡지 못하
고 영기·위기와 함께 움직이고, 혼백을 따라 떠돌게
됩니다. 그러면 사람이 잠을 자도 편안하지 못하고
꿈을 꾸게 됩니다." 따라서 "음기가 지나치면 큰 물
을 건너며 두려워하는 꿈을, 양기가 지나치면 큰 불
이 나서 타는 꿈을, 음양이 다 지나치면 서로 죽이는
꿈을 꿉니다. 상초의 기운이 지나치면 날아다니는 꿈
을, 하초의 기운이 지나치면 떨어지는 꿈을 꿉니다.
몹시 배고프면 빼앗는 꿈을 꾸고, 몹시 배부르면 남
에게 주는 꿈을 꿉니다. 간기가 지나치면 화내는 꿈

을, 폐기가 지나치면 슬퍼 우는 꿈을 꿉니다. 심기가 지나치면 웃는 꿈이나 무서운 꿈을, 비기가 지나치면 노래를 하거나 몸이 무거워 움직이지 못하는 꿈을 꿉니다. 신기가 지나치면 허리뼈가 둘로 갈라져 이어지지 않는 꿈을 꿉니다."

또 말하길, "사기가 심장에 침입하면 산이나 언덕에 불나는 꿈을 꿉니다. 폐에 침입하면 날아다니거나 쇠붙이로 만든 물건이 보이는 꿈을, 간에 침입하면 숲과 나무가 보이고, 비장에 침입하면 큰 연못이나 무너진 집을 보거나 비바람 치는 꿈을 꿉니다. 신장에 침입하면 연못가에 가거나 물에 빠지는 꿈을 꾸며, 방광에 침입하면 이리저리 놀러 다니는 꿈을 꿉니다. 위에 침입하면 음식을 먹는 꿈을 꾸고, 대장에 침입하면 꿈에 논밭을 봅니다. 소장에 침입하면 사람이 많은 도시와 복잡한 큰 거리가 보이고, 담쓸개에 들어오면 싸움하고 재판하며 자해하는 꿈을 꿉니다. 생식기에 침입하면 성교하는 꿈을 꾸고, 목덜미에 침입하면 참수당하는 꿈을 꿉니다. 종아리에 침입하면 달아나려 하나 앞으로 나가지 못하는 꿈을 꿉니다. 넓적다리와 팔뚝에 침입하면 예의 바르게 절하는 꿈을 꾸고, 방광과 직장에 들어오면 대소변을 보는 꿈을 꿉니다"라고 하였다. 「영추」

6-3.
오장의 기운도 꿈을 꾸게 한다

간의 기운이 부족하면 꿈에 버섯이나 싱싱한 풀이 보인다. 간의 기운이 지나치면 나무 아래 엎어져 일어나지 못하는 꿈을 꾼다. 심장의 기운이 부족하면 불을 끄거나 양이 성한 것을 보고, 심장의 기운이 지나치면 불에 타는 꿈을 꾼다. 비장의 기운이 부족하면 음식이 부족한 꿈을 꾸고, 비장의 기운이 지나치면 흙담장을 쌓고 지붕을 덮는 꿈을 꾼다. 폐의 기운이 부족하면 흰 물건을 보거나, 피를 흥건하게 흘리고 죽어 있는 사람을 본다. 폐의 기운이 지나치면 전쟁하는 꿈을 꾼다. 신장의 기운이 부족하면 배를 타고 가다 물에 빠진 사람을 보고, 신장의 기운이 지나치면 자신이 물에 빠지거나 두려워하는 꿈을 꾼다._『내경』

6-4.
생각이 지나치면 잠을 자지 못한다

생각이 지나쳐 이태 동안이나 잠을 자지 못한 부인이 있었다. "양손의 맥이 다 느리니 이것은 비장이 나쁜 기운에 침입당한 것인데 비장은 생각하는 것을 주관하기 때문이오." 의원이 이렇게 진맥한 후, 남편과 짜고 부인의 마음을 격동시키기로 하였다. 의원은 많은 재물을 받고 며칠간 술만 마시고는 한 가지 처방도 써주지 않고 돌아갔다. 그러자 부인은 몹시 화가 나서 땀을 흘리다가 그날 밤부터 곤하게 잠들었는데 그렇게 여드레 아흐레 동안 깨지 않고 잤다. 그후로 밥맛도 생기고 맥도 제대로 뛰었다.

이는 담의 기운이 부족하여 생각을 지나치게 하는 비장의 기운을 억제치 못했기 때문이다. 화를 내게 해서 담이 비장을 억제하여 잠을 자게 된 것이다._자화

6-5.
잠자리가 편안하지 않은 이유

사람이 잠이 들면 피는 간으로 돌아간다. 만약 피가 간으로 돌아가지 못하면 놀란 것처럼 가슴이 두근거리고 잠을 자지 못하게 된다. _『강목』

황제가 "잠을 자도 편안하지 않은 것은 무엇 때문인가?" 하고 물었다. 이에 기백이 대답하였다. "오장의 기운이 상했거나, 감정이나 생각에 지나친 바가 있는데, 그 원인을 알지 못하면 잠을 자도 편안하지 않은 것입니다." _『내경』

황제가 "누워서 자기를 좋아하는 사람은 어떤 기가 그렇게 만드는 것인가?"라고 물었다. 이에 기백이 대답하였다. "이런 사람은 장위가 비대하고 피부가 습합니다. 장위가 비대하면 위기衛氣가 머물러 있는 시간이 길고, 피부가 습하면 위기의 운행이 더디게 됩니다. 위기는 낮에 양분陽分에서 운행하고 밤에 음분陰分에서 운행하는데, 양분을 다 돌아 양기가 다하면 잠들고 음분을 다 돌아 음기가 다하면 깨어납니다. 이렇듯 위기가 음분에 머무는 시간이 길어지고 그 기가 맑지 못하면 눈이 감기므로 이러한 사람은 누워 자기를 좋아하는 것입니다."_「영추」

6-6.
잠을 잘 자는 방법

잠을 잘 때에는 반드시 옆으로 누워서 무릎을 구부리는 것이 좋은데, 이렇게 하면 심장의 기운을 북돋아 준다. 깨어나서는 몸을 펴주는 것이 좋은데, 이렇게 하면 정신이 흩어지지 않는다. 대개 몸을 반듯하게 펴고 자면 잡귀 같은 것을 불러들이게 된다. 공자가 '죽은 사람처럼 똑바로 누워서 자지 않는다'는 것은 이것을 두고 한 말이다._『활인심』(活人心)

낮잠을 자면 안 된다. 낮에 자면 기운이 빠진다. 또 "밤에 잘 때에는 늘 입을 다물고 자야하는데, 입을 벌리고 자면 기운이 빠지고 나쁜 기운이 입으로 들어와 병이 생긴다"고 하였다. 또 기력을 보하는 데는 무릎을 구부리고 옆으로 눕는 것이 똑바로 눕는 것보다 낮다. 공자는 "죽은 사람같이 누워서 자지 말아야 한다. 잘 때는 구부리는 것이 나쁘지 않고, 깨어서는 펴주는 것이 나쁘지 않다"고 하였다. 죽은 사람같이 자면 나쁜 병이 생기게 된다. 그리고 "하룻밤 누워 자면서 다섯 번 정도 돌아눕는데, 두 시간에 한 번씩 돌아눕는 것이 좋다"고 하였다._『득효』

밤에 잘 때 편치 않은 것은 이불이 두꺼워 열이 몰렸기 때문이다. 이때에는 빨리 이불을 걷고 땀을 닦아준다. 이불이 얇아 추울 때에는 이불을 더 덮어야 편안하게 잠들 수 있다. 배가 고파 잠이 오지 않으면 약간 먹는 것이 좋고, 배가 불러 잠이 오지 않으면 차를 마시거나 조금 돌아다니다가 눕는 것이 좋다._이동원

불을 켜놓은 채 잠을 자면 정신이 불안해진다._『득효』

똑바로 누워 자는 것은 좋지 않다. 손을 가슴에 올려놓으면 반드시 가위에 눌리게 되고 잘 깨어나지 못한다. 어두운 곳에서 가위에 눌리면 불을 켜거나 가까이 가서 급히 불러도 안 된다. 그때는 가슴 위의 손을 내려 주고 천천히 불러서 깨우거나 반하가루를 콧구멍 속으로 불어넣어 깨워야 한다._『천금방』

6-7.
악몽을 쫓는 방법

밤에 악몽 꾼 것은 다른 사람에게 말하지 않는다. 동쪽을 바라보며 칼을 쥐고 입에 물을 머금었다가 칼에 뿜으면서 주문을 외운다. "나쁜 꿈은 초목에 붙고 좋은 꿈은 주옥이 되거라." 그러면 아무 일이 없게 된다. 꿈은 좋거나 나쁘거나 말을 하지 않는 게 좋다.―『득효』

호랑이 머리뼈로 베개를 만들면 악몽을 꾸지 않고 가위 눌리는 일이 없다. 또한 코뿔소의 뿔은 가위 눌리는 것을 물리치는데, 먹거나 차고 다닌다. 영양의 뿔은 심장의 기운을 안정시키고 가위 눌리지 않게 하며 무서운 꿈을 꾸지 않게 한다.―『본초』

6-8.
목소리의 뿌리는 신장이다

심장은 목소리의 주인이고 폐는 목소리의 문이며 신장은 목소리의 뿌리이다. 풍風·한寒·서暑·습濕·기氣·혈血·담痰·열熱 등의 나쁜 기운이 심장과 폐에 침입하면 소리가 잘 나오지 않는다. 신장의 기운이 부족해서 병이 생기면, 받아들인 기운을 제자리로 보내지 못하게 되니 기운이 치밀어오른다. 이때는 기침이 나고 담이 뭉치며 숨이 차거나 가슴과 배가 불러오르고 온몸의 뼈가 다 아프다. 기침이 심하면 기운이 부족해지니 목소리가 더 작아진다._『직지』

6-9.
목소리를 듣고 병을 안다

『난경』에서는 "목소리를 듣고 병을 안다는 것은 환자의 음색을 듣고 병을 분별하는 것이다"라고 하였다. 가령 간에 병이 있으면 목소리가 슬프게 나오고, 심장에 병이 있으면 목소리가 웅장하다. 비장에 병이 있으면 목소리가 느리고, 폐에 병이 있으면 목소리가 가쁘고, 신장에 병이 있으면 목소리가 가라앉는다. 담에 병이 있으면 목소리가 맑고, 위에 병이 있으면 목소리가 빠르다. 소장에 병이 있으면 목소리가 짧고, 대장에 병이 있으면 목소리가 길고, 방광에 병이 있으면 목소리가 희미하다.『회춘』

「영추」에서 말했다. "목소리가 개미소리만큼 작은데 잘 놀라면서 소리 치면 뼈마디에 병이 있다. 말을 똑똑하게 하지 못하고 얼버무리면 심장과 횡격막 사이에 병이 있다. 목소리가 벌레소리처럼 가늘고 길게 나오면 머릿속에 병이 있다." 또 "목소리를 듣고 병을 알면 유능한 의사이다"라고 하였다.

6-10.
목이 쉬거나 목소리가 나오지 않거나

힘을 많이 써서 떨리고 목이 쉬는 것은, 기허로 위기衛氣가 차가워졌기 때문이다._『입문』

오장에서 생긴 기침이 오래되면 쉰 목소리를 낸다. 목 쉰 소리는 울대가 상한 것이지 인두咽頭의 병은 아니다._『득효』

기침을 해 목이 쉰 것은 피가 부족한 상태에서 열이 침범했기 때문이다._『단심』

목소리가 나오지 않는 것은 나쁜 기운이 음분陰分에 침입했기 때문이다. 『내경』에서는 "병사가 음분에 침입하여 싸우면 목소리가 잘 나오지 않는다"고 하였다. 여기에는 두 가지의 증세가 있는데 하나는 설음舌瘖이다. 중풍으로 혀가 잘 움직이지 않는 것 같은 경우이다. 다른 하나는 후음喉瘖이다. 기운이 부족해 기침을 하다 목이 쉰 것 같은 경우이다. 대개 설음은 혀가 잘 움직이지 않아 말을 하지 못할 뿐 목소리가 나오지 않는 것은 아니다. 후음은 단지 목소리가 쉬었을 뿐 혀가 제대로 움직이므로 말을 할 수 있다.『강목』

황제가 물었다. "사람이 갑자기 근심하거나 화를 낸 다음 목소리가 나오지 않는 것은 어떤 길이 막히고 무슨 기운 때문에 그런 것인가?" 이에 소사少師가 대답하였다. "식도는 음식물이 들어가는 길이고 후두는 기가 오르내리는 길입니다. 후두개는 목소리를 내는 문과 같고 입술은 목소리를 내는 문짝과 같지요. 혀는 목소리를 내는 기틀과 같고 목젖은 목소리를 내는 관문과 같습니다. 후두개가 작고 얇으면 기를 내보내는 것이 빠르고 열리고 닫히는 것이 순조롭기 때문에 목소리가 쉽게 나옵니다. 후두개가 크고 두꺼우면 기를 내보내는 것이 더디기 때문에 말을 더듬게 됩니다. 후두개가 찬 기운에 침범당하면 열고 닫히는 작용이 되지 않아 목소리가 잘 나오지 않는 것입니다."『영추』

6-11.
폐는 말을 하게 한다

자기가 하는 말을 언言이라고 하고 다른 사람에게 대답하는 것을 어語라고 한다. 『득효』

『난경』에서는 "폐는 다섯 가지 소리를 주관한다. 병사病邪가 간의 경맥에 침범하면 고함을 지르고, 심장의 경맥에 침범하면 헛소리를 하고, 비의 경맥에 침범하면 노래를 부르고, 신장의 경맥에 침범하면 신음소리를 내고, 폐의 경맥에 침범하면 울음소리를 낸다"고 하였다.

『내경』에서는 "말소리가 작고 했던 말을 또하고 또하는 것은 기가 빠졌기 때문이다"라고 하였다.

「영추」에서는 "단중膻中은 기가 모이는 곳인데, 이곳이 약하면 기력이 부족해지니 말을 많이 하지 못하게 된다"고 하였다.

"나쁜 기운이 양명경陽明經: 위와 대장과 연결된 경맥인 수양명대장경과 족양명위경을 말한다에 들어가면 헛소리나 허튼 말을 하게 된다고 하는데, 이것이 과연 양명경으로 인한 것입니까?"라고 묻자 이에 대답하였다. "상한병傷寒病은 처음에 나쁜 기운이 피부로부터 들어오는데, 이것이 폐로 들어갑니다. 폐는 소리를 주관하는데, 그 소리가 심장에 들어가면 말이 됩니다. 눈을 감고 혼자 중얼거리는데 늘 보고 듣고 하던 일을 말하는 것은 헛소리[譫語]이고, 눈을 크게 뜨고 다른 사람과 말하는데 보지 않은 일을 말하는 것은 미친소리입니다."_이동원

6-12.
오장과 소리는 통한다

『내경』에서 "목소리는 오음五音이 합쳐져 나오는 것
이다"라고 하였다. 『입문』에서 말하길 "금金의 소리는
울리고, 토土의 소리는 탁하며, 목木의 소리는 길고,
수水의 소리는 맑으며, 화火의 소리는 메마르다"고 하
였다.

『내경』에서는 "간은 사람의 소리에서 고함소리가 된
다"고 하였다.

손발톱이 푸른색을 띠고 욕설을 그치지 않는 것은 담
의 기운이 끊어졌기 때문이다. 소리 치면서 욕을 하
는 것은 화가 나서 내는 것으로, 광병狂病은 이런 경우
에 들지 않는다. _『천금방』

「영추」에서는 "심장의 기운이 부족하면 슬퍼하고, 지나치면 웃음이 그치지 않는다"고 하였다.『내경』에서는 "심장은 사람의 소리에서 웃음소리가 된다"고 하였다. 또한 "기뻐하는 것과 웃는 것은 모두 심화心火에 속한다"고 하였다.

유하간유완소이 말하였다. "기쁨은 심장의 마음작용이다. 기쁨이 극에 달했을 때 웃는 것은 마치 무엇이 타는 것이 심해지면 나는 소리와 같으니 이것은 웃음의 형상이다. 병으로 웃는 것은 심장에 뜨거운 기운이 지나치기 때문이다."

『내경』에서 "비는 사람의 소리에서 노랫소리가 된다"고 하였다.

「영추」에서는 "비위와 연결된 경맥족양명경의 병이 심해지면 높은 곳에 올라가 노래를 부르려고 한다"고 하였다.

비가 음악을 좋아하는 것은 그 본성이다._『삼원연수참찬서』(三元延壽參贊書, 이하 '연수서')

토의 소리는 깊은 독 안에서 말하는 것과 같다. 또한

습기가 많으면 목소리가 독 안에서 울리는 것과 같은데, 마치 물 속에서 말하는 듯하다. _이동원

『내경』에서 "폐는 사람의 소리에서 울음소리가 된다. 울음소리는 폐의 본래 소리이다"라고 하였다.

『난경』에서는 "폐에 병이 있으면 얼굴빛이 하얗고 재채기를 잘하며, 슬퍼하고 수심이 가득해 울려고만 한다"고 하였다.

『내경』에서 "신장은 사람의 소리에서 신음소리가 된다"라고 하였다.

『맥결』에서는 "신음소리는 피곤이 몰려서 겉으로 나타난 것이다"라고 하였다.

신장에 병이 있으면 신음소리를 잘 내는데, 이것은 아파하는 소리이다. _『입문』

6-13.
여러 가지 소리들:
하품·재채기·트림·한숨·헛소리

『내경』에서는 "하품은 신장에서 나온다"고 하였다.

『난경』에서는 "신장에 병이 생기면 얼굴이 검어지고 잘 무서워하며 하품을 자주 한다"라고 하였다. 기가 부족하면 하품을 하거나 기지개를 켠다._『입문』

황제가 "사람이 하품을 하는 것은 기와 어떤 관련이 있는가?"라고 물었다. 이에 기백이 대답하였다. "위기는 낮에 양분陽分으로 운행하고, 밤에 음분陰分으로 운행합니다. 음은 밤을 주관하니 밤에는 자게 됩니다. 양은 올라가 위를 주관하고, 음은 내려가 아래를 주관하니 사람이 잘 때에는 음기가 아래에 쌓이게 마련이지요. 그런데 양기가 미처 음분으로 다 들어가지 못한 상태에서 양기는 위에서 기를 끌어당기고, 음기는 아래에서 기를 끌어내리면 음양이 서로 끌어당기는 형국이니 이때는 하품을 자주 하게 됩니다." 또 "족양명경맥에 병이 생기면 기지개를 자주 켜고, 하품을 자주 합니다"라고 하였다. 『영추』

황제가 "재채기를 하는 것은 어떤 기운 때문인가?"라고 물었다. 이에 기백이 대답하였다. "양기가 고르게 돌아 심장에 가득 차서 코로 나오게 되니 재채기가 나오는 것입니다." 『난경』

재채기는 콧속이 가려워 기운이 뿜어져 나오는 것이다. 코는 폐의 구멍이고 가려운 것은 화火의 작용이니 재채기는 화가 금金을 억눌러서 생긴 병이다. 『유하간』

피부의 땀구멍이 치밀하지 못하면 재채기가 멎지 않고 계속 난다. 『강목』

하품하는 것은 기운이 부족하기 때문이고, 재채기를 하는 것은 기가 넘치기 때문이다. 『강목』

트림은 애기噯氣: 기가 위 속에서 상역하여 나는 소리와 같으며,

위에 가득 찼던 기를 토해내는 것이다.

황제가 "한숨을 쉬는 것은 어떤 기운 때문인가?"라고 물었다. 이에 기백이 대답하였다. "사람이 근심하면 장과 연결된 경맥이 땅기고 숨구멍이 움츠러들게 됩니다. 숨구멍이 좁아지면 기운이 잘 통하지 못하니 한숨을 쉬어 풀어 주는 것입니다." 「영추」

담에 병이 생기면 한숨을 잘 쉰다. 또 "족소양경에 병이 들면 입이 쓰고 한숨을 잘 쉰다"고 하였다. 「영추」

6-14.
말하는 법

말을 적게 하면 기운을 보양할 수 있다._「칠금문」(七禁文)

말을 지나치게 많이 하면 기침이 나거나 목이 쉰다._『맥결』

말을 하거나 글을 소리 내어 읽을 때는 소리를 배꼽 아래에서 낸다고 생각해야 한다. 그리고 해가 진 후에는 말을 하거나 소리 내어 읽지 말아야 하는데, 꼭 하고 싶다면 날이 밝을 때까지 기다리는 것이 좋다._『득효』

음식을 먹을 때 말을 하지 말아야 하는데, 말하면서 먹으면 가슴과 등이 늘 아프게 된다. 옛날 사람들이

음식을 먹을 때 말하지 말고 잠자리에서 말하지 말라
고 한 것은 이러한 이유 때문이다._『득효』

자려고 누운 상태에서는 말을 크게 하지 말아야 하는
데 기력을 상하게 하기 때문이다. 오장은 종과 같아
서 매달지 않으면 소리가 나지 않으므로, 누운 상태
에서는 말을 많이 하거나 웃지 말아야 한다._『득효』

길을 가면서 말을 해서는 안 된다. 만약 말을 하고 싶
으면 잠깐 걸음을 멈추고 해야지 걸으면서 말을 하면
기운이 빠진다._『득효』

6-15.
신령한 벌레들: 삼시충·음성충·노채충

『중황경』中黃經에는 "첫째는 상충上蟲으로 뇌 속에 있고, 둘째는 중충中蟲으로 명당明堂에 있고, 셋째는 하충下蟲으로 뱃속에 있다. 이것을 '팽거'彭琚·'팽질'彭質·'팽교'彭矯라고 하는데, 사람이 도道 닦는 것을 싫어하고 사람들의 마음이 타락하는 것을 좋아한다"라고 하였다. 상단전上丹田은 원신元神이 거처할 곳인데, 오직 사람만이 이 관문을 열지 못해 시충尸蟲이 살게 되니 생사의 윤회를 마칠 기약이 없는 것이다. 원신이 본궁本宮에 살게 되면 시충은 저절로 사라지고 진식眞息: 입정入靜 상태에서 나타나는 평온하고 깊고 긴 호흡도 저절로 안정될 것이다. 한 구멍이 열리면 모든 구멍이 다 열리고, 대관大關이 통하면 온갖 뼈마디가 다 통하게 되니 천진天眞의 기운이 내려오면, 신령스럽지 않은 신神이

신묘하게 되는 것이다._『양성서』(養性書)

사람이 말을 할 때 소리를 내어 응하는 것을 응성충應聲蟲이라 한다. 옛날에 어떤 사람이 이 병에 걸리자 의원이 『본초』를 읽게 했는데, 다른 약물은 다 따라하다가 뇌환雷丸을 외울 때에는 따라하는 소리가 없었다. 그래서 뇌환 몇 개를 먹었더니 병이 나았다._『입문』

노채勞瘵: '노곤해서 지친다'는 뜻으로 오늘날의 결핵에 해당를 '전시'傳尸라고도 한다. 환자가 죽은 후 다시 가족 중 한 명에게 옮아가기 때문에 '전시' 또는 '전주'傳疰라고 한다. 이 병은 윗사람부터 아래로 내려오면서 앓는데, 먼저 앓는 사람과 증상이 비슷하기 때문에 '주'疰라고 한다. 집에서 옮거나, 옷으로 옮거나, 음식으로 옮는 등의 차이는 있지만, 사람이 죽으면 곁에 있는 사람에게 옮아 가서 멸문滅門까지 이르게 한다._『강목』

노채충의 형상은 쇠똥구리 비슷하기도 하고, 붉은 실오라나 말총 같기도 하고, 두꺼비 같기도 하고, 고슴도치 같기도 하고, 쥐 같기도 하고, 상한 면발 같기도 하고, 발은 있는데 머리가 없거나, 머리는 있는데 발이 없는 것도 있고, 정혈精血로 변해 원양元陽 속에 들어가기도 한다. 이처럼 여러 가지 형상을 나타내기 때문에 분별하기 어렵다. 만일 세 사람까지 옮아가면 사람의 형상처럼 되기도 하고, 귀신의 형상처럼 되기도 한다. 『득효』

노채병의 원인은 다음과 같다. 흔히 소년 시기, 즉 혈기가 안정되기 전에 주색酒色에 상하면 열독이 쌓이고 뭉쳐서 괴상한 벌레가 생긴다. 이것이 장부를 파먹고 정혈을 변화시켜 여러 가지 괴상한 것들을 만든다. 이런 환자의 시중을 오랫동안 들어 좋지 못한 기운을 받아도 옮게 된다. 그러므로 기가 허하고 배가 고플 때에는 노채를 앓은 집에 병문안 가거나 조상吊喪 가는 것을 금해야 한다. 허하면 환자의 옷이나 소지품이나 그릇을 만져도 옮을 수 있기 때문이다. 『직지』

노채나 전시는 다 충이 있기 때문으로, 먼저 안식향安息香을 태워 연기가 나게 한다. 환자가 들이마셨을 때 기침을 하지 않으면 전시가 아니다. 그러나 연기가 들어가자마자 기침을 계속 하는 것은 전시다. 이런 경우에는 태을명월단太乙明月丹을 쓴다.

또 한 가지 방법은 유향을 불에 태우면서 환자의 손

을 쏘이는 것이다. 손바닥을 위로 가게 하여 비단천으로 그 위를 덮은 다음 한참 동안 쏘이게 하면, 손등에 털 같은 것이 나오는데 길이가 한 치 정도 된다. 그 색이 희거나 누렇다면 치료할 수 있고, 붉다면 조금 어려우며, 푸르거나 검다면 죽는데, 이것이 가장 좋은 방법이다. 한참 동안 쏘여도 털 같은 것이 나오지 않으면 이 병이 아니다._『강목』

노채의 병증은 대개 한열이 왕래하고 도한이 나며, 꿈에 귀신과 만나고 유정遺精과 백탁白濁: 소변이 뿌옇고 걸쭉한 증상이 있으며 머리카락이 마르고 뻣뻣해진다. 뱃속에 덩어리가 생기거나 목 뒤에 작은 멍울이 생기기도 한다. 가슴이 그득하여 답답하며, 어깨와 등이 아프고 눈이 침침하다. 팔다리에 힘이 없고 무릎과 다리가 시큰거리고 아프며, 일어나 다니는 때보다 누워 있는 때가 많은데 꾀병 같기도 하다. 매일 아침에는 정신이 맑다가 점심 때가 지나면 팔다리에서 미열이 나고 안색이 나빠진다. 남의 흉을 잘 보고 늘 분노를 품고 있으며, 걷거나 서 있을 때 다리에 힘이 없다. 잠을 자도 편안하지 않고 꿈에 죽은 사람이 보이고, 잘 놀라면서 가슴이 두근거린다. 때때로 기침이 나는데 가래침이 끈적끈적하고 피를 뱉는 것이, 폐위증肺痿證

같기도 하다. 설사와 이질 증상을 보이고, 몸이 몹시 여위고 피곤해진다. 입과 코가 마르고 뺨과 입술은 붉다. 식욕은 있으나 많이 먹지 못하고, 죽음이 닥쳐 오는데 정신은 똑똑해서 마치 말라가는 웅덩이의 물고기처럼 죽을 것을 깨닫지 못한다._『득효』

6-16.
충이 생기는 원인과 증상

습한 기운과 열이 몰려서 쌓이면 충이 생기고, 장부의 기운이 부족하면 충이 장부를 침식한다.『단심』

습열이 충을 생기게 하는 것을 요즘 사람들이 경험하는 것에 비유해서 말하면, 비가 온 뒤에 햇볕을 쪼이면 벼의 마디에 벌레가 생기는 것과 같다. 충적蟲積을 앓는 것은 배가 고플 때 섭생을 잘못했기 때문이다. 비린내 나는 회에다 술을 마셨거나, 소나 양의 고기를 구워 먹었거나, 비름이나 자라를 먹어 중완中脘의 기가 약해지면, 습열이 생기고 소화가 잘 되지 못해 촌백寸白·회궐蛔厥 등의 여러 가지 충이 생기는 것이다. 그 생김새는 지렁이 같기도 하고, 자라 같기도 한데, 이것을 혈별血鼈이라고 한다. 아이에게 가장 많이 생긴다._『회춘』

충으로 인한 증상은 다음과 같다. 뱃속에 덩어리가 생기는데 손으로 만져도 나타나지 않고 뭉친 것이 왔다갔다 하면서 통증이 그치지 않는다. 새벽이 되면 가슴이 쓰리고, 거품 침이나 멀건 물을 토하는데 자면서 이를 간다. 얼굴빛이 푸르면서 누렇게 되고, 음식을 많이 먹어도 살이 찌지 않는다._『득효』

위 속에 열이 있으면 충이 움직이고, 충이 움직이면 위가 늘어지고, 위가 늘어지면 침이 나오는 구멍이 열리기 때문에 침이 나온다._「영추」

6-17.
충병의 치료법

『도장경』道藏經에는 "모든 충은 머리가 다 아래로 향했다가 음력 초하루부터 초닷새 이전에는 머리가 위로 향한다"라고 씌어 있다. 약을 복용할 때 대부분 초승달이 뜨기 이전을 택하는 것은 이러한 이유 때문이다. -『강목』

보름 이전에는 충의 머리가 위로 향하므로 치료하기 쉽지만, 보름 이후에는 충의 머리가 아래로 향하므로 치료하기 어렵다. 보름 이후에 치료하려면 육즙이나 사탕, 꿀 같은 단것을 먹어서 충의 머리를 위로 향하게 한 다음 약을 쓴다. -『득효』

노채충은 신령스럽고 특이하므로 쓰는 약물을 환자

가 절대로 알게 해서는 안 된다. _『직지』

대채로 충들은 그 성질이 신령스러우니 잘 살펴서 그
것들이 알지 못하는 데 힘써야 한다. 충들이 그것을
알면 영영 없애기 어려울 것 같아서이다. _『득효』

6-18.
소변은 어떻게 나오는가

『난경』의 주석에는 "음식물이 소화되어 소장으로 내려왔다 난문蘭門에서 수액이 따로 갈라져 방광으로 스며들어가 소변이 된다"고 씌어 있다. 『내경』에는 "음식이 위에서 소화되어 정기精氣가 올라가 비로 간다. 비기는 정기를 퍼뜨려 폐에 올려보내고, 수액이 운행하는 길을 소통시키고 조절하는데, 이로 인해 수액이 방광으로 내려간다"고 씌어 있다. 음식물의 정미한 기가 올라가 비와 폐로 가서 작용을 한 뒤에 소변이 된다. 소변은 물과 같은데, 물은 아래로 흐르는 성질을 가지고 있다. 음식이 위에 들어가면 정기는 위쪽으로 올라가지만, 그 본체는 잘 올라가지 못한다. 그런데 어떻게 소변이 단지 기화氣化에 의해서만 생긴다고 할 수 있겠는가. 『내경』에서는 이렇게 말한다. "방광은 진액을 저장하는 곳이며, 소변은 기의 작용에 따라 나간다. 물은 기의 아들격이고 기는 물의 어머니격이므로, 기가 가면 물도 가고 기가 막히면 물도 막힌다." 어떤 사람들은 "오줌이란 수액의 맑고 탁함이 분별된 데 따른 것이지 기의 운화에 따른 것은 아니다"라고 하는데, 그것은 이러한 원리를 모르기 때문이다._이동원

방광을 진액지부津液之府라 하는데 진액을 담아 둘 수 있는 것은 방광 가운데 포가 있기 때문이다.『내경』에서는 "포의 열은 방광으로 옮겨 간다",『영추』에서는 "방광의 포는 얇고 연하다",『유찬』類纂에서는 "방광은 포의 집"이라 하였다. 방광 속에 있는 포는 위쪽에 구멍이 있지만 아래쪽에는 구멍이 없다. 그래서 진액이 포에 가득 차도 저절로 나가지 못하고, 기화氣化작용에 따라 차츰 포의 표면으로 스며들고, 포의 아래에 있는 빈 곳에 모였다가 비로소 소변이 되어 오줌길로 나가는 것이다. 만약 포 아래에 빈 곳이 없다면 빨리 소변을 누려고 화장실에 간다고 해도 어떻게 금방 나오겠는가. 대체로 포 아래에 있는 빈 곳에 소변이 가득 차서 더 담을 수 없게 되어야 빨리 누고 싶어진다. 이때 화장실에 가면 곧 나오게 된다._이동원

6-19.
소변으로 몸상태를 알 수 있다

소변이 노란 것은 아랫배에 열이 있다는 것이다. 간에 열이 있으면 소변이 먼저 노랗게 된다. _「소문」

소변은 다섯 가지 색을 띠지만 주로 붉은색과 흰색이 많다. 붉은색은 술로 인한 것이고, 흰색은 하초의 원기元氣가 부족하고 차갑기 때문이다. _『자생』

하초에 혈이 부족하면 소변을 자주 보지만 잘 나오지 않고 색이 노랗다. _『정전』

소변이 붉으면서 탁하거나 뿌옇게 탁한 것은 그 형상이 소용돌이 표면에 기름이 뜬 것 같고 그 색이 일정하지 않다. 이것은 모두 습열로 손상되었기 때문이다.

마치 날이 더우면 물이 혼탁해지는 것처럼 소변이 혼탁해지는 것은 습열로 인한 것이 분명하다. 『회춘』

선현들이 말하길 "여름에는 흙이 단단하게 굳지 않으니 물이 탁하고, 겨울에는 흙이 단단하게 굳으니 물이 맑다"고 하였는데, 이것과 같은 이치이다. 소변이 뿌옇고 탁한 것은 비장에 허열虛熱이 있고, 신장의 기운이 부족해 비장의 나쁜 기운이 신장을 침범하기 때문이다. 『득효』

소변이 붉으면서 탁한 경우는 심장의 기운이 부족하고 열이 쌓인 것인데, 지나치게 근심을 했기 때문이다. 소변이 희면서 탁한 경우는 신장의 기운이 부족하고 차가운 기가 쌓인 것인데, 성욕이 지나쳐서 생긴다. 『의감』(醫鑑)

6-20.
소변이 잘 나오지 않는 증상과 치료법

음陰이 허하면 소변을 보기 힘들다._장중경

소변이 막히는 것은 혈이 화火로 인해 졸아들어 하초에 혈이 없어지고 기가 내려가지 못하니 삼투되고 배설되는 작용이 이루어지지 못하기 때문이다. 이때는 음을 보하고 화를 내려주어야 한다._『단심』

오줌누기가 힘들다는 것은 시원하게 나오지 않는다는 뜻이다. 『경』經에서는 "양陽이 음분으로 들어가면 방광에 열이 생겨 소변 보기가 어려워지는데, 이것은 음분이 허하여 양열陽熱이 타오른 것이다"라고 하였다._『입문』

소변이 잘 나가지 않는 것에는 세 가지의 원인이 있다. 첫째는 설사로 인해 몸의 진액이 적어졌기 때문인데, 이때는 설사를 멎게 해야 한다. 둘째는 하초에 열이 몰려 진액이 잘 돌지 못하기 때문인데, 이런 경우는 물이 조금씩 방광 주머니에 스며들게 한 다음 나갈 수 있게 한다. 셋째는 비위의 기운이 잘 돌지 못하기 때문인데, 몸속의 기운이 통하지 못하면 물이 방광으로 내려가지 못한다. 이때는 기운을 조화롭게 만들어 준다. _『강목』

6-21.
소변에 대한 두 가지 궁금증

젊은이와 노인이 같은 양의 물을 마셔도 젊은이는 오줌이 적고, 노인은 오줌이 많은 것은 무엇 때문인가. 젊은이는 봄·여름의 기운과 같아서 올라가는 것이 많고 내려가는 것은 적다. 반면 노인은 가을·겨울의 기운과 같아서 올라가는 것은 적고 내려가는 것이 많기 때문이다._『정전』

「영추」에서는 "사람이 술을 마시면 술 또한 위 속으로 들어간다. 그런데 음식은 아직 소화되지 않았는데 술이 먼저 소변으로 나오는 까닭은 무엇인가? 술은 곡물의 발효과정을 거쳐 만들어진 액체이므로 그 기운이 날래고 맑다. 그래서 음식보다 늦게 들어가도 음식보다 먼저 나오게 되는 것이다"라고 하였다.

6-22.
대변은 어떻게 나오는가

『난경』에서는 "대장과 소장이 만나는 곳은 난문難門
이다"라고 하였다. 대개 위 속으로 들어간 음식물이
부숙된 후, 위의 아래쪽 구멍에서 소장의 위쪽 구멍
으로 들어간다. 소장의 아래쪽 구멍에서 맑고 탁함이
분별되는데, 수액은 방광으로 들어가 소변이 되고 찌
꺼기는 대장으로 들어가 대변이 된다. 이곳에서 분별
되어 빗장으로 차단시키는 것처럼 나뉘므로 난문이
라고 이름붙인 것이다. _강목』

『내경』에서는 "대장은 전도지관傳導之官으로 화물化物
을 이동시키는 작용이 여기에서 나온다"라고 하였다.
주석에서 "화물은 대변을 말하는 것이다"라고 하였
다.

6-23.
대변병의 원인과 대변의 색

적풍: 사계의 부정한 기운으로 허한 틈을 타 침입하는 성질이 있다과 허사: 병을 유발하는 모든 사기의 통칭가 사람에게 침입하여 상하게 된 경우는 양기陽氣가 먼저 상하고, 음식을 조절하지 못하거나 생활이 때에 맞지 않는 경우는 음기陰氣가 먼저 상한다. 양분에 사기邪氣가 침범하면 육부로 들어가고, 음분에 사기가 침범하면 오장으로 들어간다. 사기가 육부로 들어가면 몸에 열이 나고 편하게 누워 있지 못하며 기가 위로 치밀어 숨이 찬다. 사기가 오장으로 들어가면 배가 그득하고 가슴이 답답해 편안하지 않으며 소화되지 않은 것을 설사한다._『내경』

습이 기승을 부리면 물 같은 설사를 한다. 왕빙의 주

석에서는 "습사濕邪가 지나치면 비위를 침범하고, 비위가 습사를 받으면 수액과 음식물이 분별되지 못하니 대장으로 전송되어 설사가 나는 것이다"라고 하였다. 『내경』

설사한 것이 희면 속이 차가운 것이고, 푸르거나 누렇거나 붉거나 검은 것은 다 열이 있는 것이다. 설사한 것이 푸르면 속이 차갑다고 하는 것은 잘못된 것이다. 상한傷寒 소음병少陰病으로 설사할 때 퍼런 물이 나오는 것은 속에 열이 있기 때문이다. 아이의 급경풍 때 흔히 푸른색 설사를 하는데, 이것은 열이 있는 것이 분명하다. 누런색을 설사하는 것은 비脾에 열이 있기 때문이고, 붉은색을 설사하는 것은 열이 있기 때문이다. 붉은색은 심화心火의 색인데, 진한 붉은색은 열이 심하다는 의미이다. 화열이 극도에 달하면 도리어 수水처럼 변하기 때문에 색이 검은 것이다.

6-24.
설사증의 원인과 치료

대체로 설사증은 습한 기운으로 인해 발생하니 먼저 중초를 다스려 수액과 곡물이 잘 나뉘도록 한다. 하초는 소변으로 통하게 해주며, 오래되면 끌어올려 주되 줄줄 흘러내려 막을 수 없는 경우에만 삽제(澁劑: 체내의 수액이 빠져나가지 못하도록 하는 약재와 방제를 써서 멎게 해준다. 『입문』

설사를 치료할 때는 부족한 기운을 보해 주어야 하는데, 그렇다고 달고 따뜻한 성질의 약만 쓰면 안 된다. 너무 달면 축축한 기운을 만들기 때문이다. 열을 내릴 경우에도 너무 쓴맛이 나는 약만을 쓰면 안 되는데, 너무 쓰면 비장을 상하게 한다. 맛이 담담한 약을 써서 잘 통하게 해주는 것이 가장 좋은 방법이다. 『입문』

설사할 경우에 소변이 맑고 흰빛을 띠며 잘 나오는
것은 찬 기운 때문이고, 소변이 붉으면서 잘 나오지
않는 것은 열 때문이다. _『원병』

6-25.
변비의 원인과 치료

신장은 몸에 있는 다섯 가지 진액을 주관하는데, 진액이 소화된 음식물을 적셔 주어야 대변이 잘 나온다. 만약 지나치게 굶주리거나 너무 배부르게 먹거나 힘든 일을 하거나 맵고 뜨거운 음식을 먹으면 뜨겁고 나쁜 기운이 피 속에 잠복하게 된다. 이로 인해 몸속의 진액이 적어지니 대변도 굳고 마르게 된다. 노인의 경우는 기운이 부족해지므로 변비가 생기기도 한다. 『내경』에서는 "신장은 건조한 것을 싫어하니 매운 것을 먹어서 적셔 주어야 한다"고 하였는데, 이것을 두고 한 말이다._이동원

장부가 막혀 변비가 되는 이유는 한 가지로 말할 수 없으며, 실비實秘도 있고 허비虛秘도 있다. 실비는 음

식물로 생기고, 허비는 기로 인해 생긴다. 위가 실하면서 변비가 생기면 음식을 잘 먹고 소변이 붉고, 위가 허하면서 변비가 생기면 음식을 잘 먹지 못하고 소변이 맑으면서 잘 나온다. _역로(易老)

변비에는 실증과 허증이 있다. 실증이면 위와 장을 깨끗하게 씻고 단단하게 뭉친 것을 풀어 주어야 하니, 대황·망초·지실·후박 등의 승기탕承氣湯 같은 약을 쓴다. 허증이면 음혈을 보해주며 말라서 뭉친 것을 적셔주어 풀어주어야 하니, 당귀·지황·도인·마자인·조금 등의 윤조탕潤燥湯 같은 약을 쓴다. _『단심』

6-26.
대변불통의 원인과 치료

변비는 대변이 굳어져서 누기 어려운 것인 반면, 대변불통은 아래가 막혀서 대변이 나오지 않고 배가 불러 그득해지는 것이다.

열사熱邪가 안으로 들어가면 장에 마른 똥이 생기고, 삼초에 열이 잠복하면 진액이 마르게 되는데, 이는 대장이 열을 끼고 있기 때문이다. 기운이 부족한 사람은 오장이 차갑고 혈맥이 마르며, 노인은 장과 위가 차가워서 기운이 도는 길이 막힌다. 이것은 대장이 찬 기운을 끼고 있기 때문이다. 배가 불러오면서 아프고, 가슴이 더부룩하고 구역질이 나려고 하는 것은 음식물이 소화되지 않고 머물러 있기 때문이다. 만약 기가 내려가지 못하면 음식물 또한 내려가지 못하니 트림이 나며 배가 그득해지는 증세가 반드시 나타난다. 대장은 폐와 짝이 되므로 대장은 모든 기의 통로와 연결되어 있다. 그런데 폐의 기운을 잘 돌게 하는 것이 대변불통 치료법이 된다는 것을 누가 알고 있는가?_『직지』

옛 처방에서는 대변을 통하게 할 때, 기를 내리는 약을 썼는데 폐기가 내려가지 못하면 대변이 전송되기 어렵기 때문이다. 이때는 행인·지각·침향·가자 등을 쓴다. 노인이나 허약한 사람, 풍병이 있는 사람이 진액이 고갈되어 변비가 된 경우에는 약으로 미끄럽게 해 주어야 한다. 이때는 마자인·지마·아교 등을 쓴다. 만약 함부로 강한 약을 써서 대변을 나가게 하면 진액이 달아나고 기운이 소모되니, 잠시 동안은 통하더라도 곧 다시 굳어지며 다른 병까지 생기게 된다._『단심』

6-27.
대변에 대한 궁금증

밥을 먹자마자 곧바로 대변을 보는 사람은 무엇 때문에 그러한가. 비와 신장이 서로 만나야 수액과 곡물이 나뉘는데, 비의 기운이 강하더라도 신장의 기운이 부족하니 음식물이 대장을 거쳐 그대로 설사되어 나오는 것이다. 치료법은 빈 속에 이신환二神丸을 소금 넣고 끓인 물과 함께 먹어서 비와 신장의 기가 서로 통하도록 해주는 것이다. 이렇게 하면 음식물이 저절로 소화된다. 이것이 이른바 묘妙하게 합치시키는 방법이다. _『직지』

『동의보감』 원목차

동의보감 탕액편湯液篇과 침구편針灸篇